承赐养生保健法：受益良多，衷心感谢！

阁下经多年实践探索，创编一套养生保健法，简便易行，对中老年人保健强身锻炼值得推广应用，愚十分赞同，若能持之以恒，必获大益也！中老年乃业已成，人之健康是最重要之大事，防治未病，比任何保健品都好。

九九叟朱良春题 乙未春

（朱良春，时年九十九岁，中国首届国医大师）

圓夢人

星雲

秉承中华祖先的大系统思维方式

《周易》——防患于未然

《黄帝内经》—不治已病治未病

《泰山秘典》——不得病、少得病

我的健康我做主·自己是最好的医生

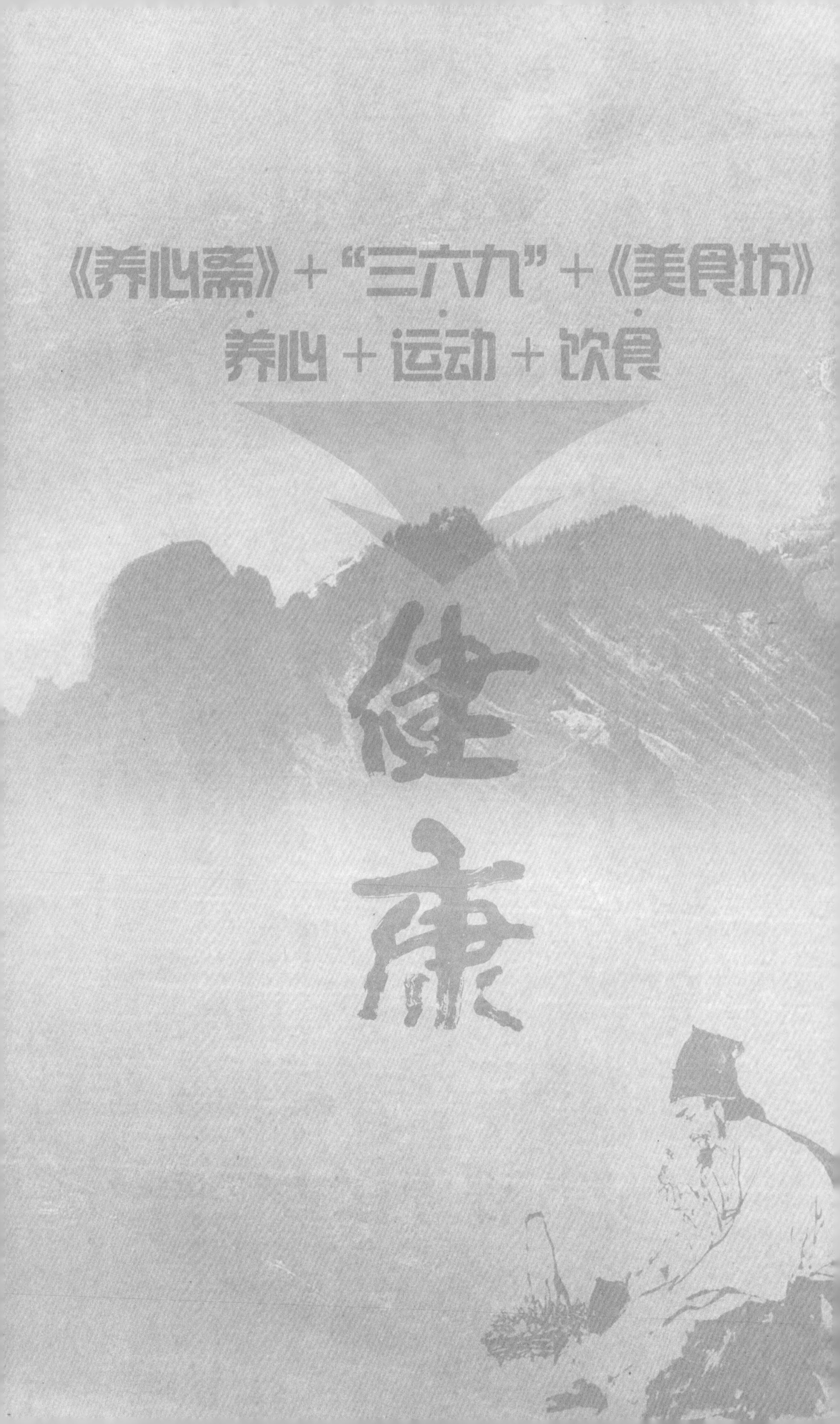
《养心斋》+“三六九”+《美食坊》
养心+运动+饮食
健康

泰山健康长寿秘典

——三六九健身法

◎ 东 沐 著

中医古籍出版社
Publishing House of Ancient Chinese Medical Books

图书在版编目（CIP）数据

泰山健康长寿秘典：三六九健身法 / 东沐著. —北京：
中医古籍出版社，2018.8（2018.12 重印）
ISBN 978-7-5152-1784-0

Ⅰ. ①泰… Ⅱ. ①东… Ⅲ. ①健身运动 Ⅳ. ① R161.1

中国版本图书馆 CIP 数据核字 (2018) 第 179941 号

泰山健康长寿秘典

——三六九健身法

东沐 著

责任编辑 贾萧荣
封面设计 祁 光
动作演示 子 沐
书 法 星 云 马承祥 东 沐
插 图 金 马 毛雪琴
摄 影 王德全 东 沐
出版发行 中医古籍出版社
社 址 北京市东城区东直门内南小街 16 号（100700）
电 话 010-64089446（总编室）010-64002949（发行部）
网 址 www.zhongyiguji.com.cn
印 刷 潍坊和盛印刷有限公司
开 本 889mm×1194mm 1/16
印 张 9.25
字 数 80 千字
版 次 2018 年 8 月第 1 版 2018 年 12 月第 3 次印刷
书 号 ISBN 978-7-5152-1784-0
定 价 99.00 元

前 言

为落实国务院颁布的《中医药健康服务发展规划》，推进“健康中国”进程，中国健康管理协会健康文化工作委员会，中华医学会科学普及分会组织有关专家对《泰山健康长寿秘典》又名《中华长寿秘典》（包括“三六九健身法”“一二三健身法”）进行了深入的研究和论证，专家们对本书作了充分肯定，一致认为：“《泰山健康长寿秘典》以传统医学理论为基础，以预防为主，以不得病、少得病为重点，是一套综合（非药物医疗）的养生保健方法。该方法技术路线明确，实验数据支持，操作简便易行，环境障碍为零，安全可靠，效果肯定，是一种健康促进的创新模式，值得推广应用。”

现年103岁的中国首届国医大师邓铁涛教授2014年12月11日在广州题写：“关于《中华长寿秘典》，写得不错，很有创意，简单实用。可喜可贺！”2015年2月15日，时年99岁的首届国医大师朱良春教授评价本书说：“《中华长寿秘典》，简便易行，符合中老年人自我保健的需求，值得推广应用。中老年人的健康是最重要之大事，如能坚持按这个方法锻炼，做到健康长寿很轻松！自己是最好的医生，防治未病比任何保健品都重要。”时年90岁的世界佛光总会会长星云大师，2015

年4月1日在台湾佛光山说："《中华长寿秘典》好！我现在也需要，健康养生大家都喜欢，为众人做好事，祝福！"特别是在2017年7月13日人民日报社和2017年7月18日中国中医科学院召开的两次研讨、论证会及2017年9月19日和2018年9月15日在北京召开的两届中国健康文化大会上，与会代表及专家学者对《泰山健康长寿秘典》给予较高评价，认为：《泰山健康长寿秘典》，汇古今中华养生文化之大成，融穴位按揉、腹式呼吸、经络养生于一体，集负重运动、饮食养生、心理健康于一身，是一套"通俗易懂、贴近百姓"的综合养生保健法。

健康是永恒的主题，《泰山健康长寿秘典》以未病先防、提高生命质量和保持身心健康为重点，既主张健康养生，祛病健身，自己是最好的医生，又讲求顺其自然，天人合一，回归健康本源，是坚持预防为主，倡导健康文明生活方式的有效形式和方法。

王立祥

2017年9月27日于北京

（王立祥教授、博导，中华医学会科学普及分会主任委员）

序

《泰山健康长寿秘典》又名《中华长寿秘典》包括“三六九健身法”(三按揉、六呼吸、九拍打)、“一二三健身法”(早、起、按、拍、练、健),是一部研究中华健康养生之道的科普作品,书中所讲述的健身法,是以中国传统的医学养生理论与实践为基础,采用简便的呼吸净化、穴位疏通(循环)和拍打按揉方法,使全身血液、骨骼、肌肉、韧带、关节和大脑活动起来,促进新陈代谢,增强免疫功能,使身心得以颐养的一种简便易行的养生保健方法。该健身法在论证和征求意见过程中,受到广大中老年朋友的欢迎。他们普遍反映,这些“健身方法”图文并茂、视(视频)音(录音)双全,既简单易行、方便记忆,又贴近生活、符合实际,每个人都可以学,而且都能做得到,学习和锻炼都很方便。

该健身法,研究了人们的活动规律和生活方式,遵循了“方便、易行、科学”的原则,以“人的穴位、脏腑、经络”为重点,探索出一套“三自、三理、三受益”的“自助”式中华养生之道。“三自”,即“自生、自养、自习”。自生,就是要先从理念上调整,树立正确的健康养生观;自养,就是养成良好的锻炼习惯,自我坚持,持之以恒;自习,就是自己练习,自我锻炼,自身调整。三者结合,可以达到调理身心、平衡阴阳、练养结合、各得其所的目的。“三理”,即“调理、清理、梳理”。调理，就是调理（按揉）穴位，按揉头面、四肢要穴，起到固齿明目、开阖经气、灵动关节、调末及本的功效；清理，就是清理（呼吸）脏腑，呼吸与意念互动，起到畅通情志、舒调气机、泌别清浊、吐故纳新的功效；梳理，就是拍打（梳理）经络，通过对体表经络循行部位进行拍打，起到气血并调、脏腑同理、流注有序、阴阳平衡的功效。三者结合，可达到按出滞气、呼出浊气、拍出生气、形与神俱、强身健体的目的。三受益，即“局部受益、整体受益、长远受益”。局部受益，就是通过按揉穴位，使肢体局部的病灶和不适得以减轻或消失；整体受益，就是通过腹式呼吸，让全身器官血液大循环，从而消除导致心脑血管疾病的隐患，最大程度避免心脑血管疾病发生；长远受益，就是通过对经穴的拍打，活化细胞，排除病灶，减缓衰老。

该健身法的主要动作做完之后，您会感到身心愉悦、四肢灵活、耳聪目明、全身轻松，自然进入悟之有妙、练之有效、明之有理、受之有道的养生境界，从而保持超脱的精神和良好状态，达到修身养性和益寿延年的目的。

王新陆

2016 年 1 月 6 日于济南

（王新陆教授，全国政协常委，第十届、第十一届山东政协副主席）

源 说

泰山位于东方，为万物交替、初春发生之地，中国人自古崇拜泰山。当文明的曙光从太平洋西岸的土地上升起，作为东方高大的山岳，泰山自然成为群山之首。千百年来，随着太阳崇拜、东方崇拜、大山崇拜和生命崇拜的兴起，泰山又理所当然成为中华的神圣之山、先民的平安之山、百姓的长寿之山。泰山不仅是平民百姓祈求平安的地方，它还是远古以来最神圣、历史极为悠久的政教旷世大典的举办场所之一。泰山先是成为古代七十二君王告祭天地的场所，到公元前219年，历史上第一个皇帝又在泰山完成了他的“封禅大典”。号称“千古一帝”的秦始皇，在完成统一大业后的第三年，便浩浩荡荡地向东方（泰山）进发。秦始皇封禅泰山之际，也不忘寻求长寿成仙的秘术。当秦始皇听到泰山有“千岁翁”之说，便派人把修炼于泰山的安期生（人称“活神仙”）请来，“赐以金銮”，希望能得到长生秘诀。相传“秦始皇求见，与语三日而去”。安期生辞别秦始皇后，便到了泰山东南的仙人山隐居。秦始皇去世前一年（公元211年），一块大陨石落在泰山前，因有人在石头上刻了“始皇帝死而地分”，秦始皇便下令把居住在陨石附近的居民杀光，并把陨石销毁，结果第二年秦始皇去泰山时，病死在沙丘。

值得被推崇的是最后一个封禅告祭泰山的乾隆帝。乾隆帝1748年第一次告祭泰山，先后十几次到过泰安，六次登上岱顶，多次秘访碧霞祠和青帝宫。可见乾隆帝对泰山是常存敬畏之心的。一方面他以稳安的立场，维护了远古以来的泰山崇拜这一历史传统。另一方面，他又明确表示了不事封禅的态度，说他有时是作为孝子，来为母亲祈寿；有时是作为学者和诗人而来；更多的时候，他还是作为一个自命长寿的人，虔诚地祈求泰山的平安文化和养生秘诀。乾隆帝受安期生开创的“方仙道”（凡人可以通过修炼、食疗而长寿）精神的影响，在吸收《泰山金刚经》《黄帝内经》等经典的基础上，总结提炼出养生十六字诀、饮食养生三宝、养生健身术等养生秘诀。比如：他的养生十六字决——“吐纳肺腑、活动筋骨、十常四勿、适时进补”就是难得的养生秘诀。特别是乾隆帝坚持几十年如一日亲临习之的养生之道告诉我们：养生一定得自己习练，任何人都代替不了，做皇帝也得时时劳其筋骨，只有恒心持久，才能健康长寿。由于乾隆帝养生有方，坚持有道，活到89岁，享受了七代同堂的天伦之乐，成为中国历史上年寿最高的皇帝。

笔者在泰安地区工作多年，对泰山的养生文化产生了浓厚的兴趣。经研究发现，泰山养生文化是集《黄帝内经》精髓，儒、释、道与天人合一的生命文化以及十三位封禅告祭泰山的帝王积累的养生秘诀于一身的东方生命文化，将泰山养生文化这一特殊的生命文化转变为人民群众预防疾病、健康长寿的养生方法，成为笔者最大的心愿和梦想。如果经过努力能够实现或者部分实现这一梦想，不仅老百姓可以直接受益，家庭、社会、国家和民族都将获得受益。面对这样一道与“全民健康”有关的命题，笔者选择了对泰山生命文化的研究，并开始了《泰山健康长寿秘典》的创作，力求创编一套中老年朋友一看就懂，一学就会，一做就管用的养生保健方法。笔者研究和运用了中华祖先关于生命文化的大系统思维方式，先后就《黄帝内经》精髓，泰山儒、释、道相融的养生智慧与泰山天人合一的生命文化以及帝王封禅泰山的养生秘诀进行了研究探索。整个过程，历时几十年，数易其稿，请教几十位国医大师、专家、教授，最后创编完成了以儒、释、道医养生理论为基础，以中华养生文化为重点，以自我健康管理为形式的综合养生保健法——《中华长寿秘典》，后改名为《泰山健康长寿秘典》包括“三六九健身法”（约3000字）和“一二三健身法”（约1000字）。这套健身法，融穴位按揉、腹式呼吸、经络养生于一体；集养心、饮食、运动于一身，有理论依据，有实践案例，形式多样，内容充盈，简单易行，很受读者欢迎。但是，终因知识所限，笔者虽全力完善此书，仍难免有不妥之处，敬请读者及专家批评斧正，不胜感激。编撰中，主要参阅了《黄帝内经》《泰山金刚经》《易经》《道德经》等经典著作，谨向著作作者及给予无私帮助的专家、教授和朋友致以崇高的敬意！并表示由衷的感谢！

愿《泰山健康长寿秘典》带给百姓健康！幸福！快乐！

作　者

2016年1月1日

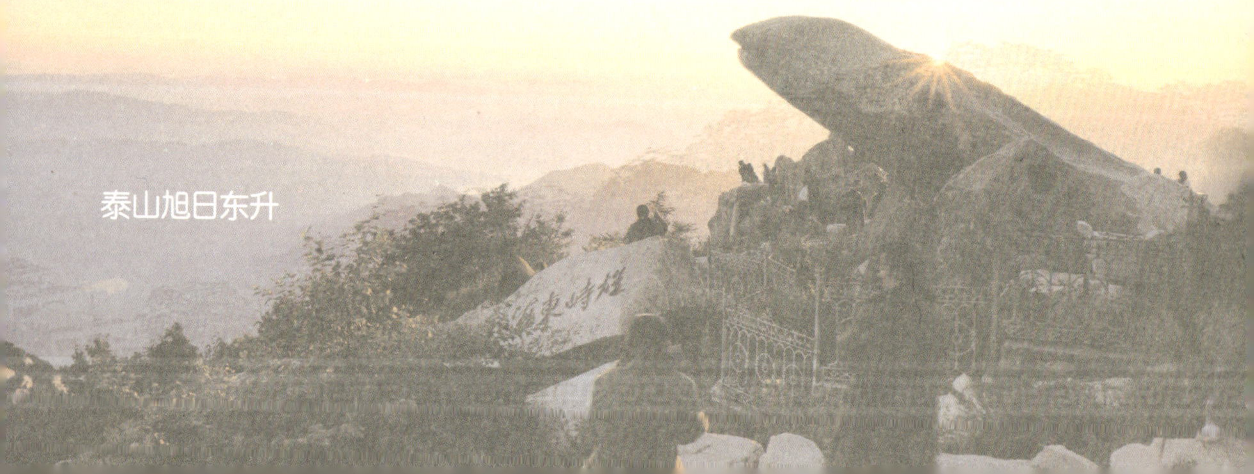
泰山旭日东升

目 录

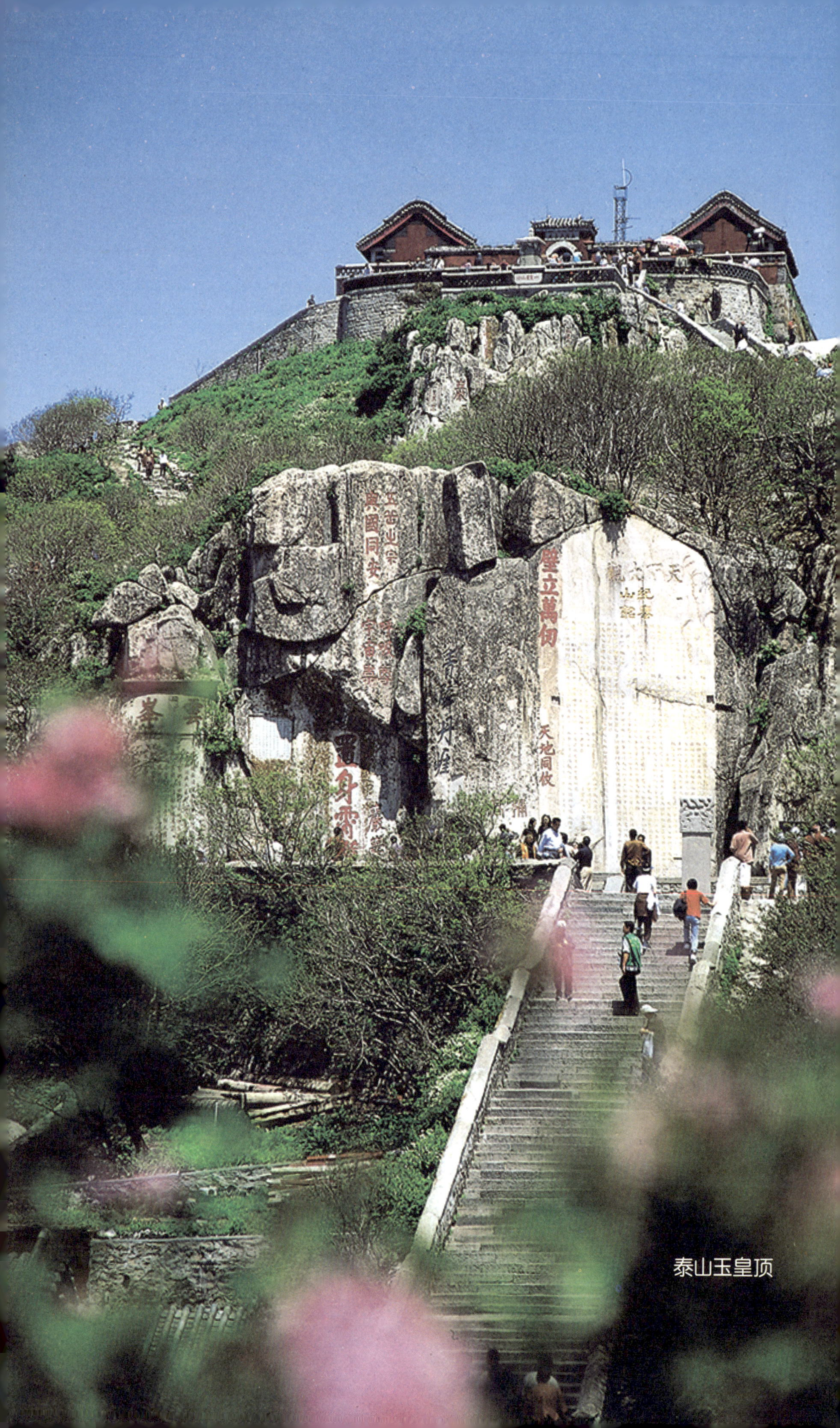

泰山玉皇顶

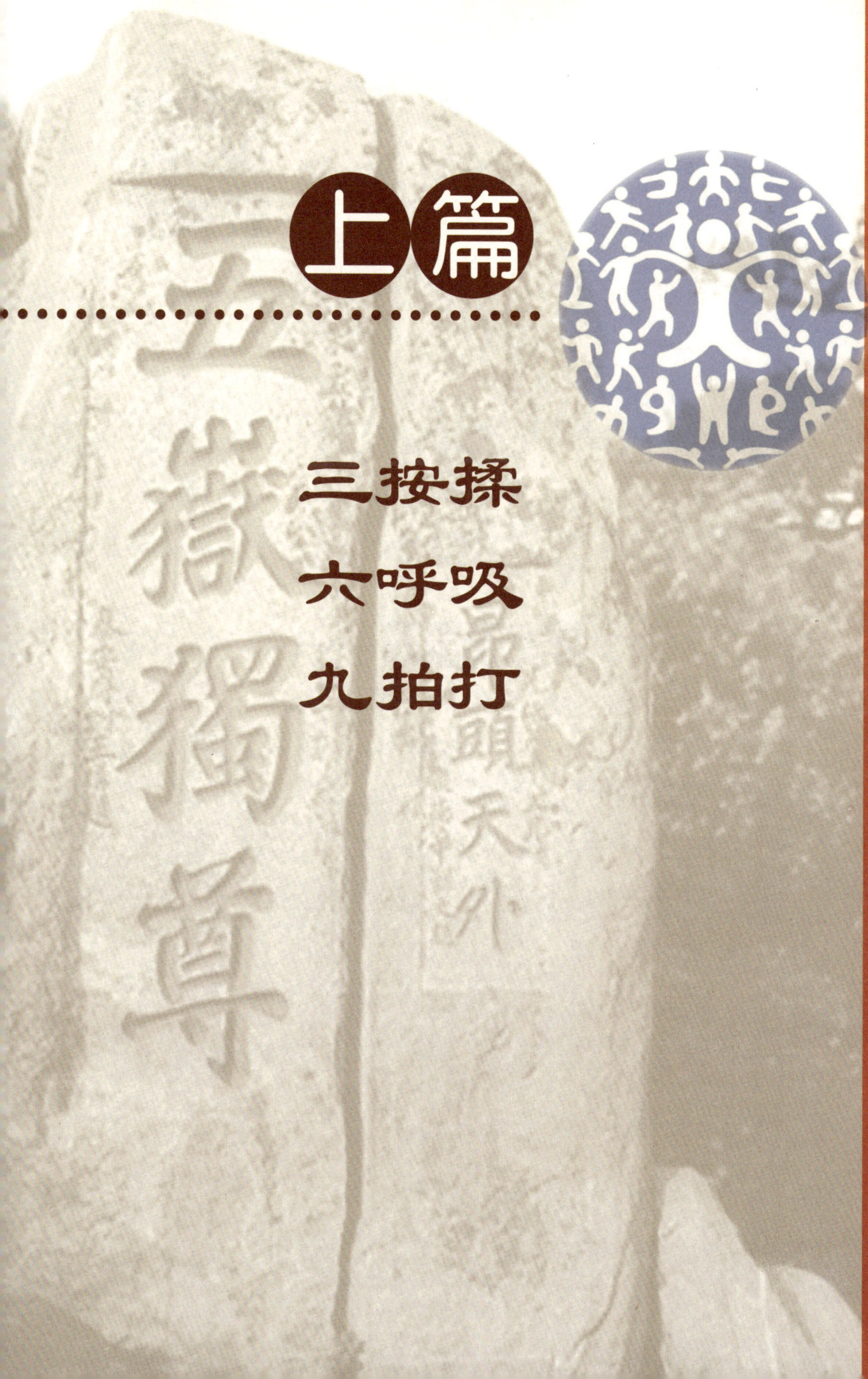

上篇

三按揉

六呼吸

九拍打

三按揉

按揉头部（上） 按揉双手（中） 按揉下肢（下）

预备：早晨醒来，喝一杯温开水，排空大小便，选择一空气流通处，或点一支檀香净化空气，着宽松衣裤，坐卧或站立均可。

主要作用

按揉头部，能通苍天之神力（**天**），具有疏通百脉、缓解压力、放松心神的作用。按揉双手，能化日月之阴阳(**人**)，既能保证其灵巧与强健，又能运行经络气血，沟通身体外部，平衡体内阴阳。按揉下肢，能接大地之精气(**地**)，既能促进下肢血液循环，缓解下肢疾患，又能疏通脉络，激活“五输”（井、荥、输、经、合）。

要点提示

双手拇指或多指贴于体表，按揉指定穴位，力量均衡，动作柔和，内外协调。自上而下的顺序为：叩齿，按耳身，双手按压耳朵根；揉印堂，摸前额，双手推至迎香穴；按睛明，点攒竹，搓热劳宫熨双目；左五指、右五指、双手交替按后溪；按合谷，点三间，神门过后是内关；左膝眼，右膝眼，膝眼向下是陵泉；膝阳关，按膝盖，膝盖左边是血海；一涌泉，二商丘（太溪），三阴交下是复溜；四太冲，五大都（太白），内庭对面是丘墟。

提示

练习口诀

先按头（一二三。即：一、按揉耳朵，二、按揉鼻子，三、按揉眼睛）；**再按手**（四五六。即：四、手腕四穴，五、五个手指，六、手掌六穴）；**最后按揉脚趾头**（七八九。即：七、膝关节处七穴，八、足部八穴，九、拍足底九十九次）。

一、按揉头部

寓意：通苍天之神力（天）

预备

摒除杂念，全身放松，口唇微闭，心神合一（意念：想自己最高兴的事），闭目，然后上下牙齿有节奏地互相叩击，开始叩击 20~30 次，逐渐叩击到 50~100 次。也可根据本人的健康情况量力而行。

1.按揉耳朵

按揉耳根：两手中指和食指在耳垂两边上下揉按，3~5 个节拍。再按揉耳身。用两手中指和食指按揉耳郭，3~5 个节拍（图 1）。

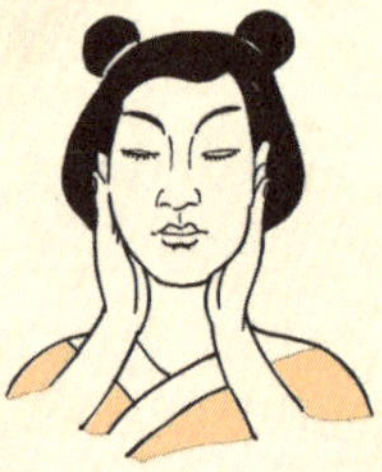

图1

2.按揉鼻子

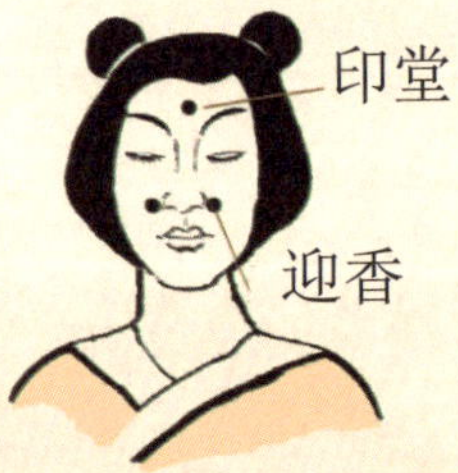

图2

①两手中指点揉鼻梁上面的印堂，2~3 个节拍。②两手食指再按揉鼻翼两侧迎香，2~3 个节拍。最后，沿鼻两侧上下搓揉 2~3 个节拍（图 2~3）。

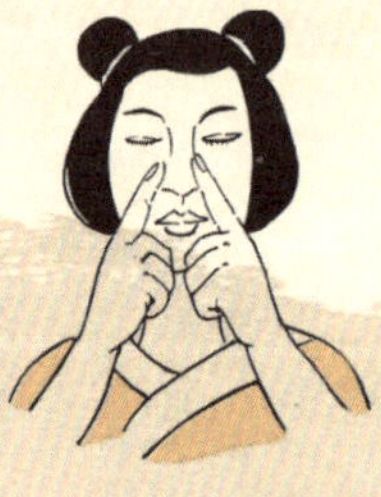

图3

3.按揉眼睛

①按揉眼眶：两手食指、中指、无名指同时按揉眼睛上面的攒竹、鱼腰、丝竹空，2~3个节拍（图4）。②按揉眼带：两手食指、中指、无名指同时按揉眼睛下边的睛明、承泣、球后，2~3个节拍（图5）。③熨目：两手手心搓热后，捂住双眼8~10秒（意念：眼睛、眼睛，又清又明……）。④鼓目：用食指、中指、无名指轻压眼球，10~15秒后松开(2~3次)。

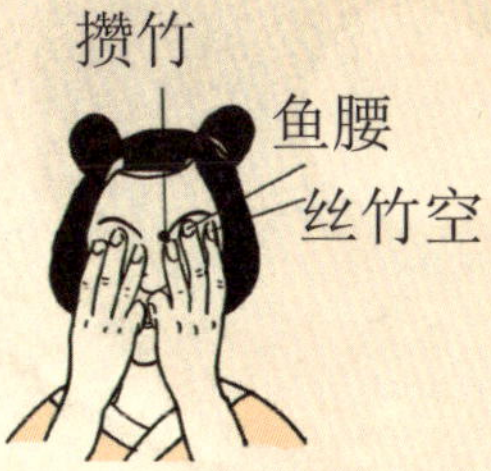

图4

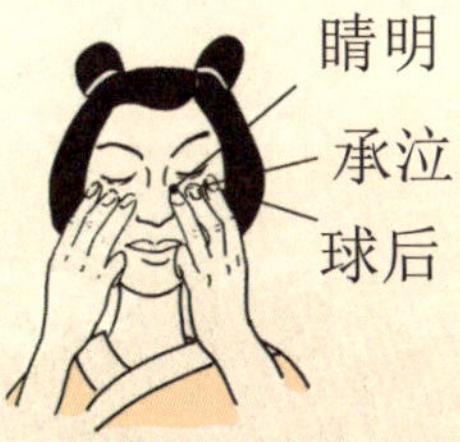

图5

二、按揉双手

寓意：化日月之阴阳（人）

1.按揉手腕四穴位

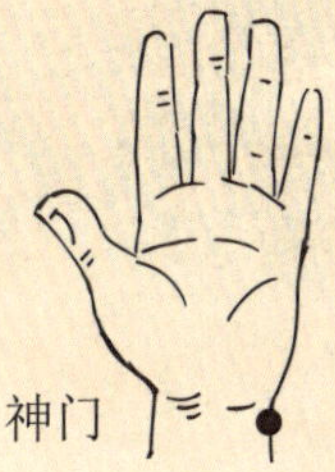

图6

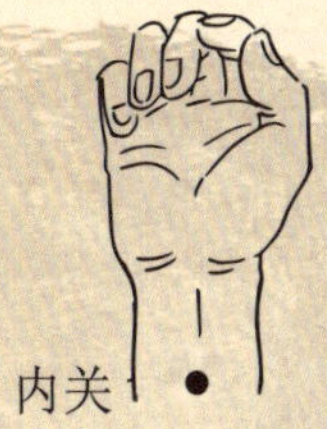

图7

①用拇指按揉神门2~3个节拍（图6）。②用拇指按揉内关2~3个节拍（图7）。③用中指按揉外关2~3个节拍（图8）。④用拇指按揉太渊2~3个节拍（图9）。

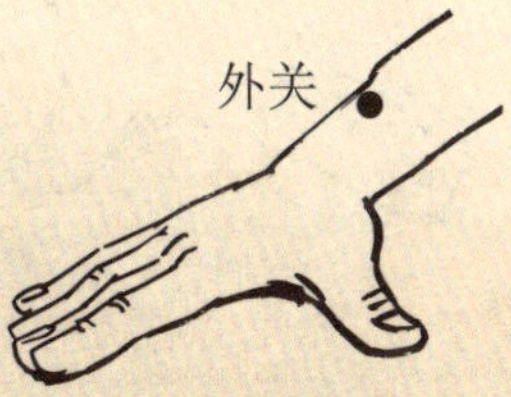

图8

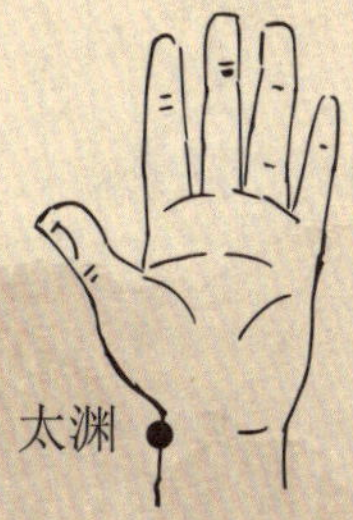

图9

2.分别按揉两手的五指

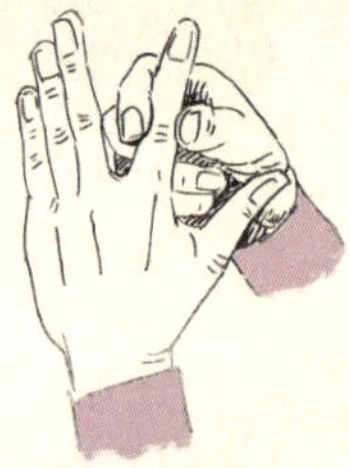
图10

先用两手的拇指和食指分别按揉十个手指，各2个节拍（图10）；之后，用两手拇指指尖分别用力按压两手五个指头的指尖（图11）各2个节拍。

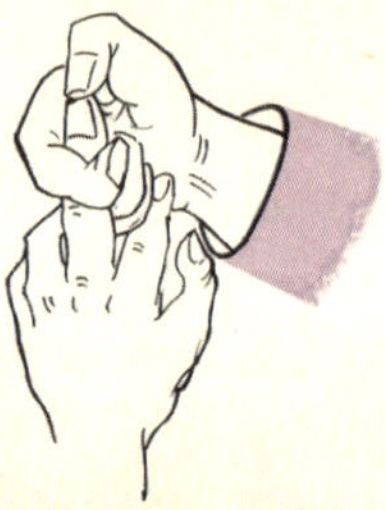
图11

3.按揉三间、合谷、大鱼际、劳宫、少府、后溪六穴位

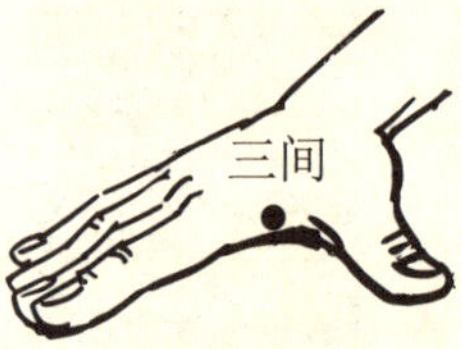

图12

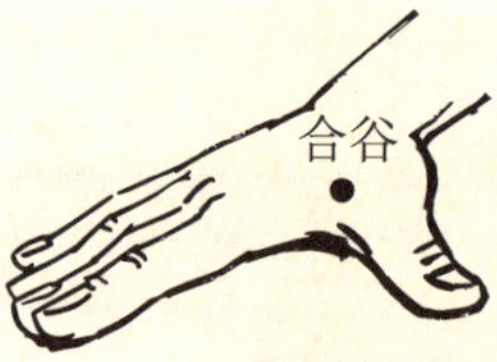

图13

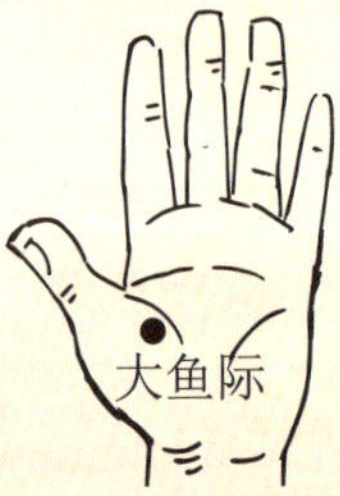

图14

①两手的拇指分别按揉两手拇指下的三间，3~5个节拍（图12）。②两手拇指和食指按揉两手合谷，3~5个节拍（图13）。③用两手拇指按揉大鱼际2~3个节拍（图14）。④用两手拇指按揉劳宫2~3个节拍（图15）。⑤用两手拇指按揉少府3~5

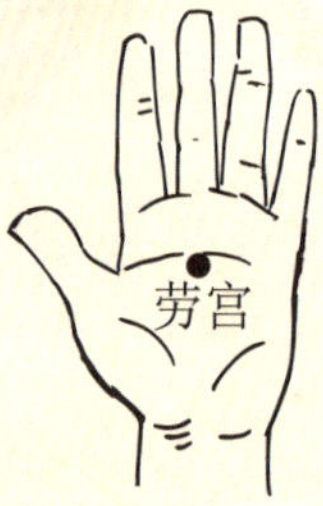

图15

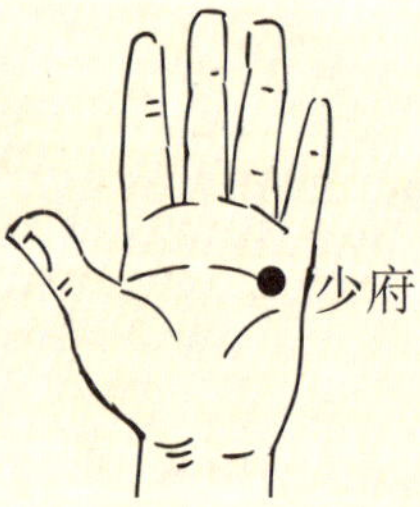

图16

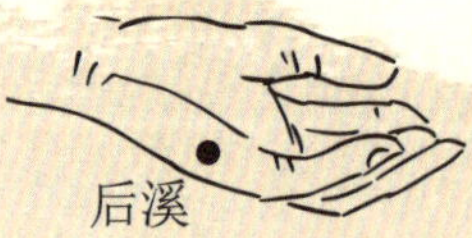

图17

个节拍（图 16）。⑥用两手拇指按揉后溪 3~5 个节拍（图 17）。

三、按揉下肢

寓意：接大地之精气（地）

1.按揉内膝眼、外膝眼、血海、膝阳关、阴陵泉、阳陵泉、足三里七穴位

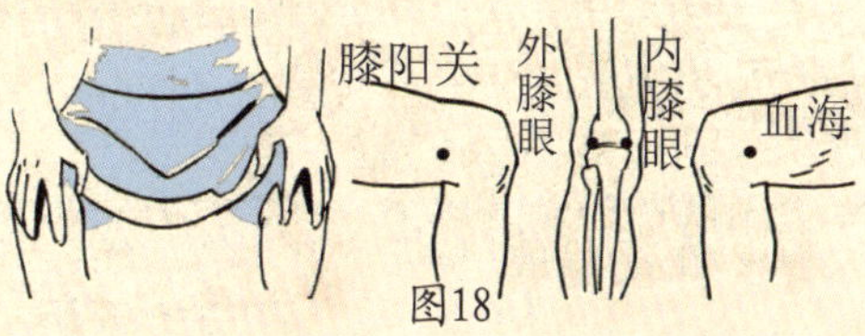

图18

先用两手拇指、食指、中指和无名指同时按揉两膝盖周边的内膝眼、外膝眼、血海、膝阳关（意念：关节、关节，灵活、灵活……），5~7 个节拍（图 18）。之后，两手劳宫顺时针按揉两膝盖，2 个节拍，再逆时针按揉 2 个节拍。

用两手的拇指、无名指和中指同时按揉两膝盖左下侧的阴陵泉、右下侧的阳陵泉及其下面的足三里（意念：血流、血流，舒畅、舒畅……），3~5 个节拍（图 19）。

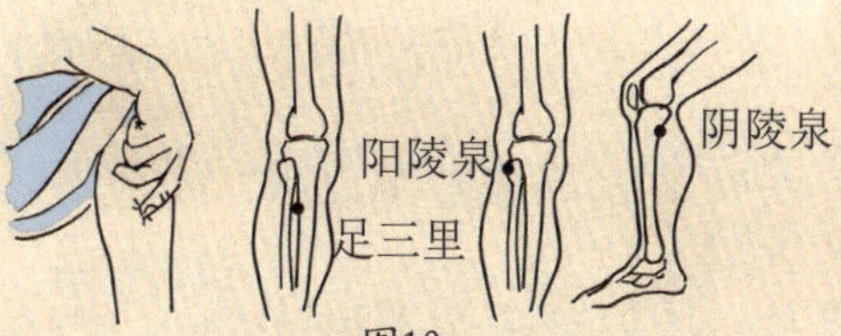

图19

2.按揉涌泉、复溜、太溪、太冲、太白、三阴交、内庭、丘墟穴八穴位

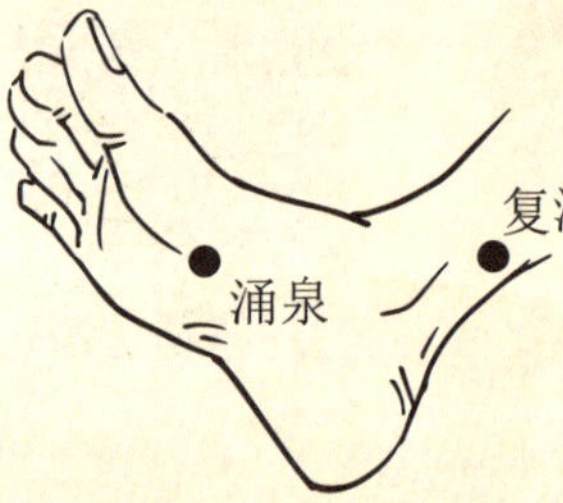

图20

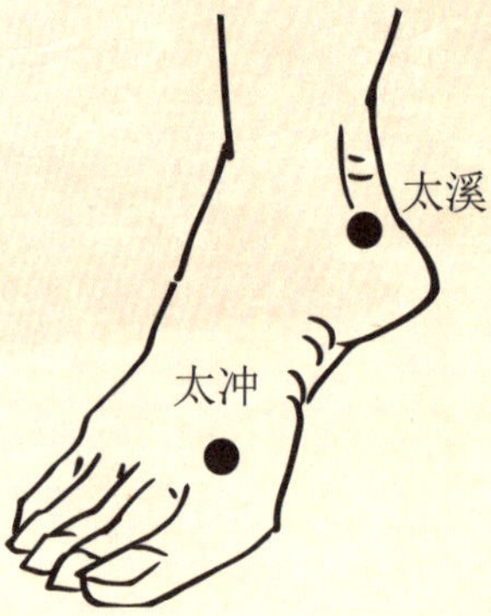

图21

先将右脚压在左腿的膝盖上，左手拇指按揉右足底的涌泉，右手拇指按揉右脚的复溜（脚踝内侧向上2指处）（3~5个节拍，图20），（意念：涌泉咕嘟，滋润脏腑……）；之后，左手中指按揉右脚的太冲（足背侧，第1、2趾跖骨结合部之前凹陷处），右手拇指按揉右脚的太溪（内踝后的凹陷处）（3~5个节拍，图21）（意念：涌泉咕嘟，滋润脏腑……）；之后，用左手的四指按揉足底脚的5趾跟部和太白（足大趾内侧凹陷处），右手拇指按揉右腿的三阴交（脚踝内侧向上3、4指之间）（3~5个节拍，图22）（意念：涌泉咕嘟，滋润脏腑……）。而后，左手中指按揉右脚的内庭（足背第2、3趾间），右手中指按揉足背的丘墟（足背，外踝前下方）（3~5个节拍，图23）。然后，两腿交替，动作（意念）

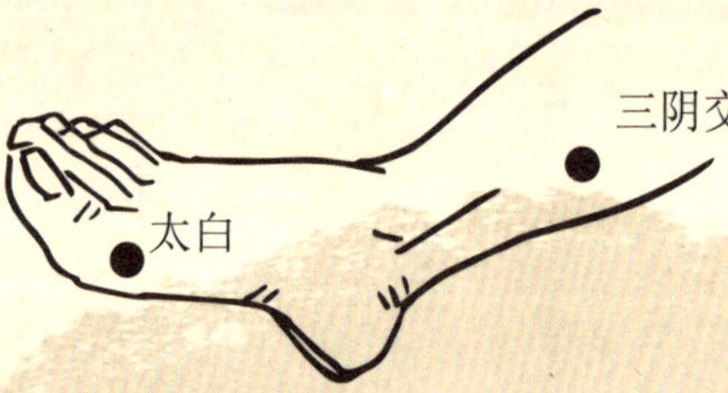

图22

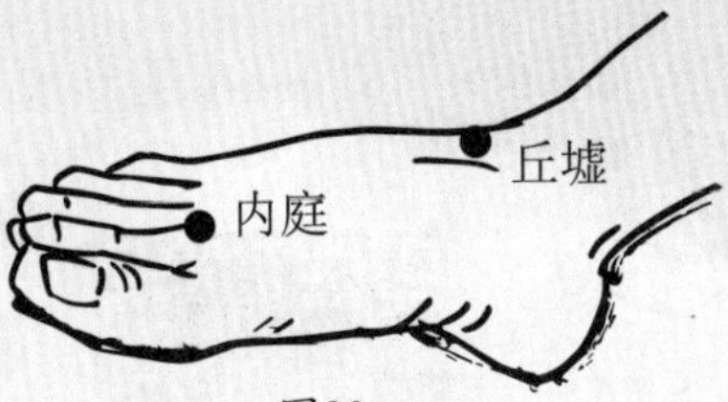

图23

同上。之后，分别用5个手指指腹对准五个脚趾指腹按揉3~5个节拍。

3. 拍足底

两手（劳宫）分别拍打足底（涌泉）各99次。（男士先拍右脚，女士先拍左脚，之后双手交换拍打。

4. 搓劳宫

两手搓劳宫（3~5个节拍）结束。

*“三按揉”的练习时间见38页“时辰养生参考表”。

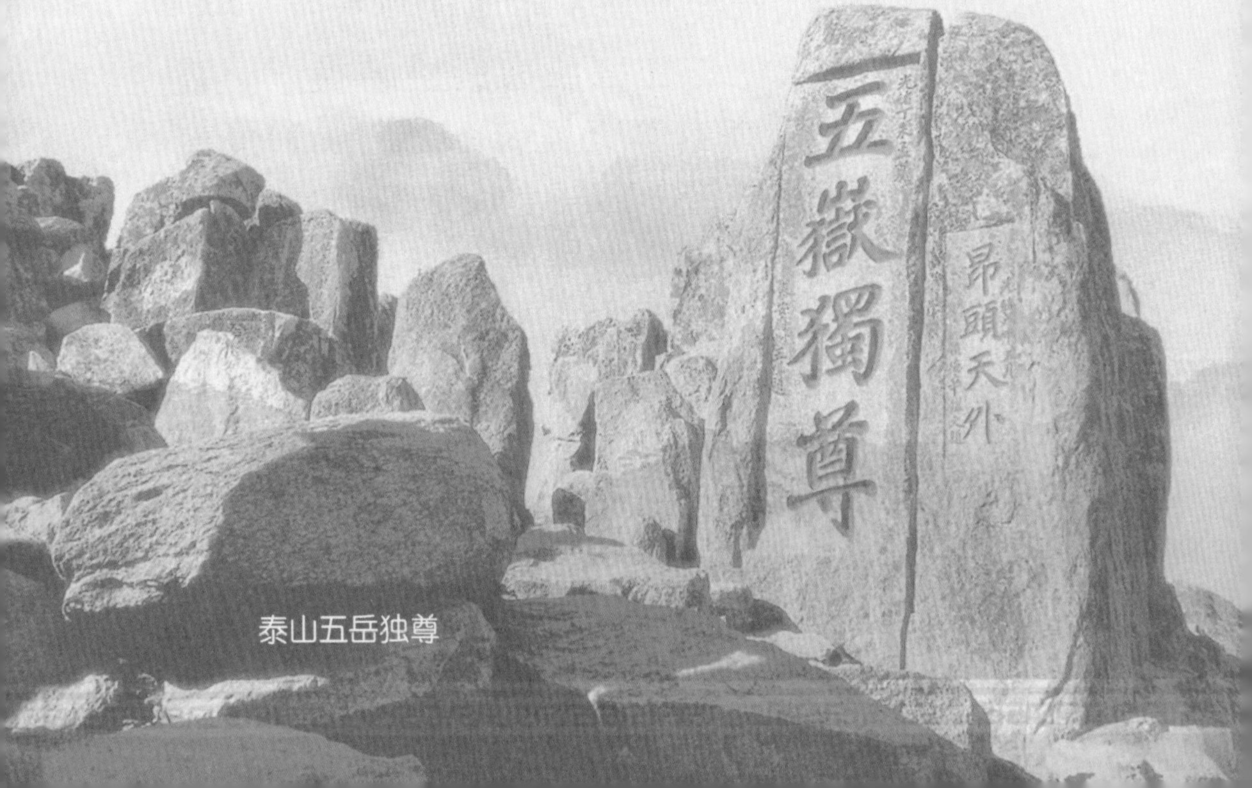

泰山五岳独尊

六 呼 吸

一呼吸高天 二呼吸大地 三呼吸日月

四呼吸山河 五呼吸平安 六呼吸吉祥

预备：选一弹性垫子，两脚开立与肩同宽，站在垫子上，放松腰部，自然下蹲（2~5个节拍，下蹲时吸气，起身时呼气。老年人可借助桌椅等其他工具进行）；随后，两腿自然分立，手握哑铃（也可用两瓶矿泉水代替哑铃），先做扩胸运动（2~5个节拍）。再做双臂上下交叉运动（3~6个节拍）；最后，身体自然放松。

主要作用

六呼吸（腹式呼吸）主要作用有五：**一、增加肠胃蠕动。**使腹部肌肉紧松转换，交替发生，局部毛细血管交替收张，加速血液循环，增加有氧供给，有利于代谢和排毒。**二、增加肺活量。**强调呼吸频率与深度，扩大膈肌的活动范围，提高肺的通气量。**三、改善脾胃。**降低腹压，改善腹部脏器功能，健脾和胃，有利于平稳血压，舒肝利胆。**四、安神定躁，消除疲劳。**调节大脑兴奋度，稳定情绪，激活大脑细胞，减缓脑部细胞老化。**五、**

涵养气血。促进血液循环，补养气血，增强心肌功能，防止心力衰竭，减少心脏疾病。

要点提示

一、意念要准确。随着吸气，腹部内收，吸满气略停顿：(1)吸入之气与全身之气汇合后沉于丹田，并由丹田向命门（下焦）处紧缩；(2)全身之气由丹田向四肢百骸舒展，随着呼气，浊气排出，精气咽下，全身放松。呼完气，略停之后再开始重复呼吸。

二、动作要到位。吸气时丹田紧张，呼气时丹田放松。呼气与吸气配合小腹一起一伏。吸气时，腹部由前（丹田）向后（命门）靠拢挤压；呼气的时候，腹部由命门向前面放松。随着腹部有规律的起伏，脏腑得以按摩，内气方能祥和顺畅。

三、意动要协调。呼气后停顿几秒让身心有个休息时间。古人云“息长则命长”，身心与呼吸协调配合，意念和动作配合得好，每呼吸一次等于人体内的血液进行了一次大的循环。精气神得到滋养，生命力恢复旺盛。

提示

练习口诀

“喝 四 壶 娶（嘘）媳 妇”

一、呼吸高天

1.意念：呼吸高天，“天水黄河，孕育华夏文明”

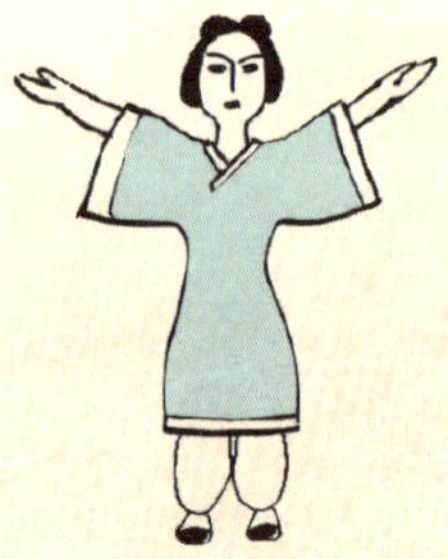

图24

起势：提肛收腹，舌尖顶住上颚，双手手心向下、向前伸出抬起举过头顶，向两边分开后抱球，（图24），鼻子吸满气，屏住呼吸。

动作：两手由上向下将天地之（真）气收至下丹田（两掌叠压于丹田，身体重心前移，5~10秒），藏于下焦（重心后移，5~10秒）；接地通天（重心前移，脚趾收缩抓地，5~10秒），之后慢慢起身，浊气吐出，精气咽下。以上动作部分简称：“动作A”。

要点：用嘴吐气时，半张口，舌上翘，吐出一个“喝”字。

2.意念：盘古开天，女娲补天，天地祥和，喝……

动作：提肛收腹，舌尖顶住上颚，两手按住腰部，手心向内，劳宫对准腰眼（图25），用鼻子将天地之（真）气慢慢地（连续吸15~20次）吸入口中。注：吸气过程中，由于胸廓向上抬，横膈向下，腹部会慢慢鼓起。然后再连续吸气，使肺的上部充满空气，这时部分肋骨就会向上抬，胸腔自然扩

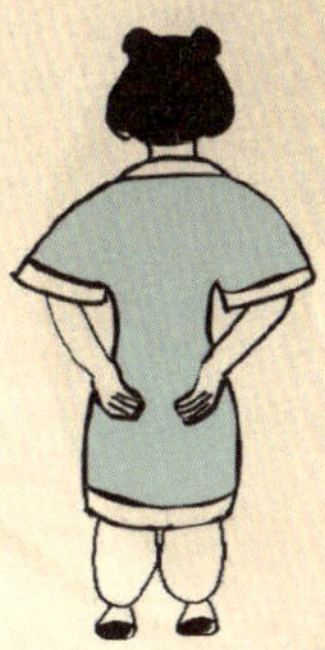

图25

大，直到吸满为止，然后屏住呼吸5~10秒。再将（真）气滚压至下丹田，小肚微凸，身体略微下蹲，重心前移，10~15秒，将（真）气挤压（藏）至下焦（重心后移，5~10秒，挤压的时间越长，效果越好）；接地通天（重心前移，脚趾收缩抓地，5~10秒），慢慢起身，浊气吐出，精气咽下，再做2~3次深呼吸，或者吐纳到舒服为止。以上动作部分简称："动作B"。

要点：用嘴吐气时，半张口，舌上翘，吐出一个"喝"字。

3.意念：仰天象，祥云漫天

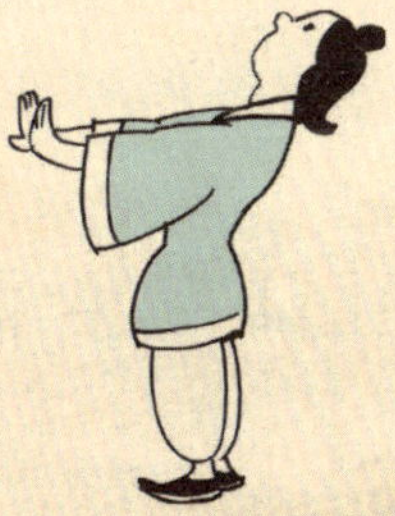

图26

起势：提肛收腹，舌尖顶住上颚，鼻子吸满气，两手叠压（手心向外），向前推，头向后仰，眼望云天（图26），之后，两手举过头顶后分开抱球。

动作：两手由上向下将天地之（真）气收至下丹田（两掌叠压至丹田，身体重心前移，10~15秒），藏于下焦（重心后移，10~15秒），接地通天（重心前移，脚趾收缩抓地，5~10秒），慢慢起身，浊气吐出，精气咽下。连续做2~3次（每次15~20秒）。以上动作部分简称："动作C"。

要点：用嘴吐气时，半张口，舌上翘，吐出一个“喝”字。

二、呼吸大地

1.意念：呼吸大地，“亘古千秋，穿越鸿蒙苍穹”

动作：提肛收腹，舌尖顶住上颚，鼻子吸满气，两手臂由两边抬起（图27），举过头顶（手心向前），用力向上拉伸，然后分开抱球（此处接“动作A”）。

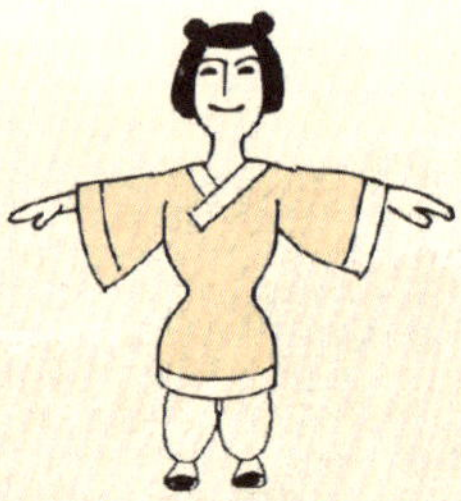

图27

要点：用嘴吐气时，两唇后收，上下齿合而有缝，吐出一个“四”字。

2.意念：健康伊始，始终如一，一二三四，四……

动作：（此处接“动作B”）。

要点：用嘴吐气时，两唇后收，上下齿合而有缝，吐出一个“四”字。

3.意念：俯地理，千祥云集

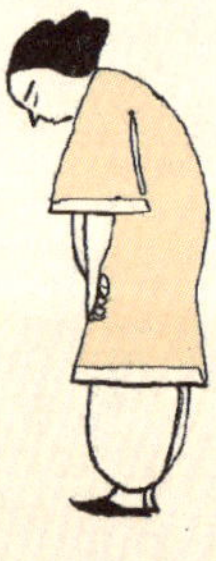

图28

动作：提肛收腹，舌尖顶住上颚，鼻子吸满气，低头望脚（图28），之后，两手掌由两边向上向前用力伸（图29）（此处接“动

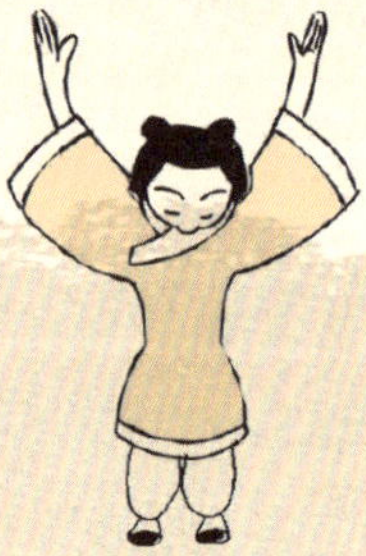

图29

作 C”）。

要点：用嘴吐气时，两唇后收，上下齿合而有缝，吐出一个“四”字。

三、呼吸日月

1.意念：呼吸日月，“日月乾坤，承载民族魂韵”

动作：提肛收腹，舌尖顶住上颚，鼻子吸满气，两手掌由两边（图 30）举过头顶，分开后抱球（此处接“动作 A”）。

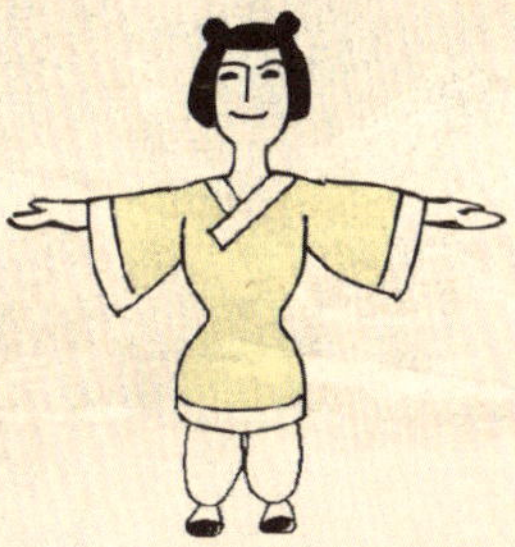

图30

要点：用嘴吐气时，呈圆口型，舌放平前伸，吐出一个“壶”字。

2.意念：夸父逐日，嫦娥奔月，把酒问壶，壶……

动作：（此处接“动作 B”）。

要点：用嘴吐气时，呈圆口型，舌放平前伸，吐出一个“壶”字。

◇上篇◇

3.意念：行日月，九天揽月

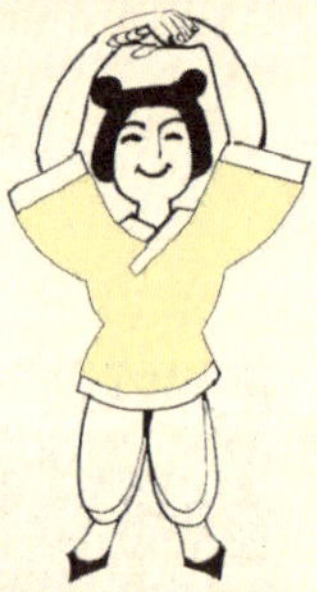
图31

动作：提肛收腹，舌尖顶住上颚，鼻子吸满气，两手叠压，手心向下，向上举过头顶（图31）后分开（图32）。（此处接“动作C”）

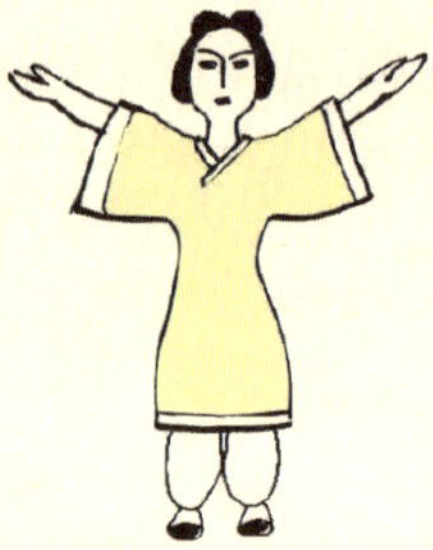
图32

要点：用嘴吐气时，呈圆口型，舌放平前伸，吐出一个“壶”字。

四、呼吸山河

1.意念：呼吸山河，“薪火相传，托起神圣图腾”

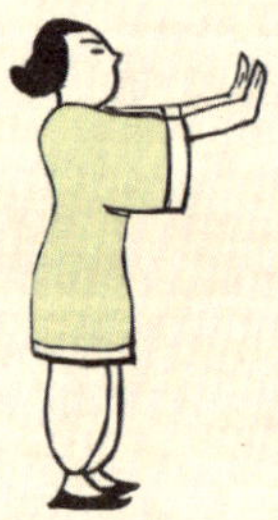
图33

动作：提肛收腹，舌尖顶住上颚，鼻子吸满气，两手掌向前推出（图33）后，分别向两边转至平行，之后身体下蹲，两掌向下划圈后由胸前托起，举过头顶分开后抱球（图34）。（此处接“动作A”）

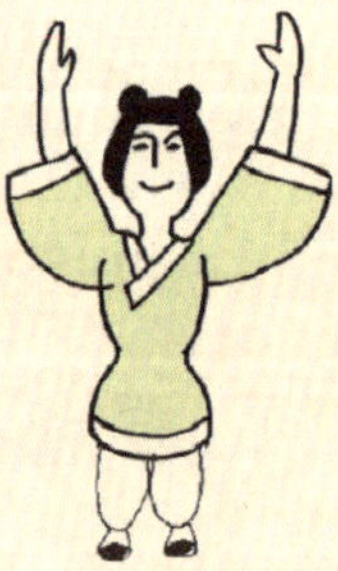
图34

要点：用嘴吐气时，舌稍卷，口呈半圆形，吐出一个“娶”字。

2.意念：天上银河，地上人和，天地嫁娶，娶……

动作：（此处接“动作B”）。

要点：用嘴吐气时，舌稍卷，口呈半圆形，吐出一个“娶”字。

3.意念：观山河，壮丽山河

动作：提肛收腹，舌尖顶住上颚，鼻子吸满气，两手掌由丹田处向下、向右、向上，再向左转至与肩平行（图35），之后，头向上、向右、向下、向左转一大圈后，随着右手向右平转270°，复原后两手掌头顶抱球（此处接“动作C”）。

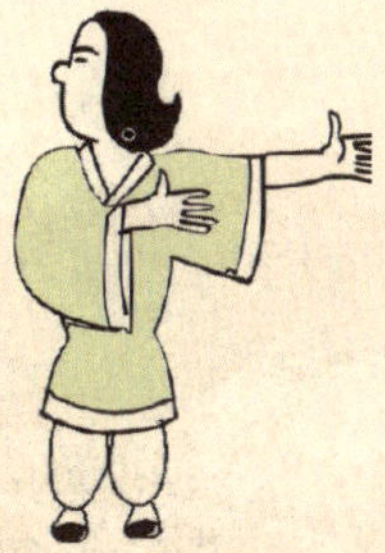

图35

要点：用嘴吐气时，舌稍卷，口呈半圆形，吐出一个“娶”字。

五、呼吸平安

1.意念：呼吸平安，“和平崛起，志在造福人类”

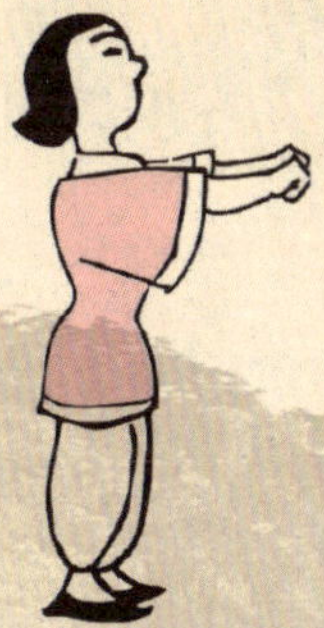

图36

动作：提肛收腹，舌尖顶住上颚，鼻子吸满气，两手握拳由胸前推出（图36），向上举过头顶后弯腰，双拳转至背后再举过头顶（图37），最后再转

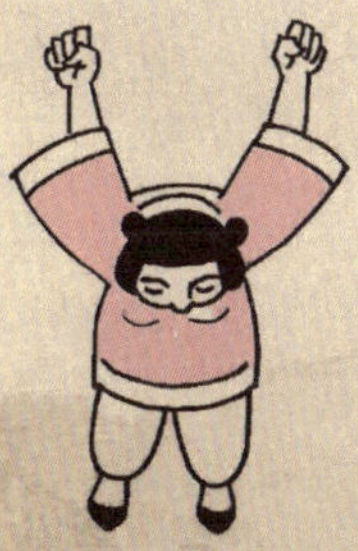

图37

至胸前，举过头顶变掌后分开抱球（此处接“动作A”）。

要点：用嘴吐气时，两唇微开，牙槽轻轻咬合，吐出一个“媳”字。

2.意念：高天厚土，厚德载福，福禄寿喜，媳……

动作：（此处接“动作B”）。

要点：用嘴吐气时，两唇微开，牙槽轻轻咬合，吐出一个“媳”字。

3.意念：保平安，幸福平安

动作：提肛收腹，舌尖顶住上颚，鼻子吸满气，两手掌由丹田向下、向左、向上，再向右转至与肩平行（图38），之后，头再向上、向左、向下、向右转一大圈后随着左手向左平转270°，复原后两手掌举过头顶抱球（此处接“动作C”）。

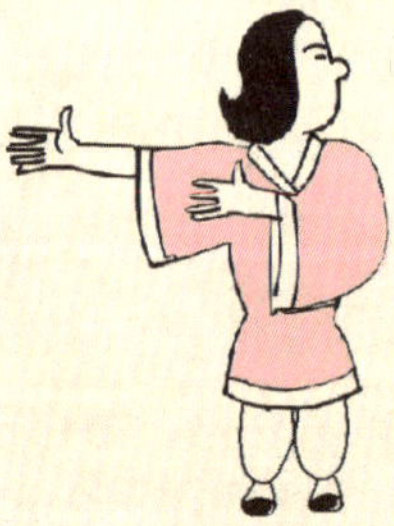

图38

要点：用嘴吐气时，两唇微开，牙槽轻轻咬合，吐出一个“媳”字。

六、呼吸吉祥

1.意念：呼吸吉祥，“巨龙腾飞，中华复兴圆梦”

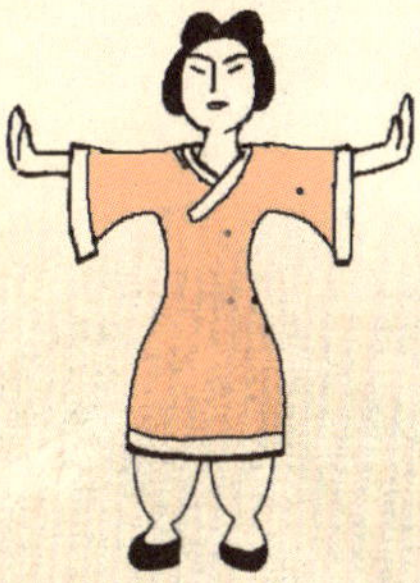
图39

动作：提肛收腹，舌尖顶住上颚，鼻子吸满气，两手掌由胸前向两边推出（图39），之后，合掌至胸前，再举过头顶后两手分开抱球（图40）（此处接“动作A”）。

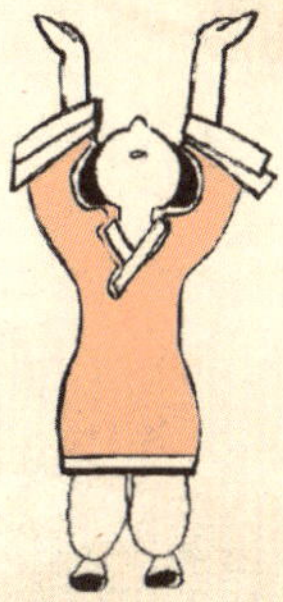
图40

要点：用嘴吐气时，两唇合而有缝，舌尖放平，吐出一个“妇”字。

2.意念：飞龙在天，国泰民安，平安是福，妇……

动作：（此处接“动作B”）。

要点：用嘴吐气时，两唇合而有缝，舌尖放平，吐出一个“妇”字。

3.意念：妙吉祥，如意吉祥

动作：提肛收腹，舌尖顶住上颚，鼻子吸满气，两手掌向下、向后划圈至胸前合掌（图41），之后，再举过头顶，分开抱球（此处接“动作C”）。

◇上篇◇

要点：用嘴吐气时，两唇合而有缝，舌尖放平，吐出一个“妇”字。

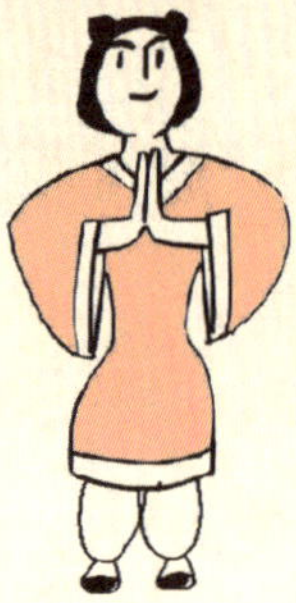
图41

之后，深吸一口气（收腹提肛，屏住呼吸），用头写字，分别写出自己的“名字”（或另外写“三个字”）。写字时，速度要慢，动作要到位。写完之后双手动作不变，先顺时针转揉小腹（关元）21 次，再逆时针转揉 21 次（意念：清阳之气收于丹田，能量无限）。

最后，原地跑步。首先放松肩膀，手臂自然摆动，腹部前挺，脚尖踮起，原地小动作跑步（1~2 分钟）。

两手搓劳宫结束。

要点提示

吸气时扩张腹部，胸部不动；吐气时收缩腹部，胸部不动。吐气读字时，动作要到位，身体健康者，吐气时只出声，不发音；慢性病患者可吐出声音来，随着吐气，用意念把身体的病灶和不适全部吐（排）出来。

温馨提示：年老体弱者可酌情深度呼吸，心脏病、冠心病、心肌梗塞、脑溢血等慢性病患者，最好不做深度呼吸锻炼。

*“六呼吸”的练习时间见 38 页“时辰养生参考表”

九 拍 打

一拍泰山晨曦，二拍天地呼吸，三拍仙人指路，四拍三光聚顶，五拍妙手回春，六拍飞龙在天，七拍千祥云集，八拍（揉）平安福地，九拍（揉）九九归一。

预备：两腿开立，两手下垂，身体自然放松。

主要作用

疏通经脉（十二经脉 任督二脉），激活细胞，调理气血，维持阴阳平衡。一、可以起到内病外治的调理保健作用；二、可以起到脏腑表里相合的理疗保健作用；三、可以起到健身美体、修复脏腑功能的养生保健作用。

要点提示

一、十二经脉的拍打，应依据人体十二条经脉的循行走向进行，有利于促进新陈代谢，增强自我免疫；二、通过适度拍打，渗透传导颤动力，调整神经，缓解精神疲劳；三、结合“意念”进行拍打，实现身心感应、内外结合，使人体血液循环更顺畅，有利于人体的循环系统和消化系统疾病的预防和保健。实践证明：适度拍打两条以上经脉的运动，不单是对经脉的刺激，也是对人体细胞的修复和激活，通过有氧拍打，使人体复杂的生理功能相互协调，维持阴阳的动态平衡。特别提示：每一拍完成之后，双手合掌举过头顶，尽力向上拉伸（3~5秒，意念：接通天地之气），之后全身放松，再开始做下一拍。

提示

练习口诀

一拍前（胸前部分）、**二拍后**（背后部分）、**三拍左右手**（左右手臂）；**四拍上**（肩膀以上穴位）、**五拍下**（肩膀以下穴位）、**六拍左右胯**（左右腿外侧）；**七拍任督**（任脉、督脉）、**八揉腹**（命门与神阙穴对揉）；**最后一拍（九揉） 是踮足。**

（一拍前）

一拍泰山晨曦

（足厥阴肝经、足阳明胃经、足少阴肾经、任脉）

1.意念：一轮红日，心中冉起；赤霞如火，神明纲纪；地气以明，山水晨曦；手足圆合，虚白大地

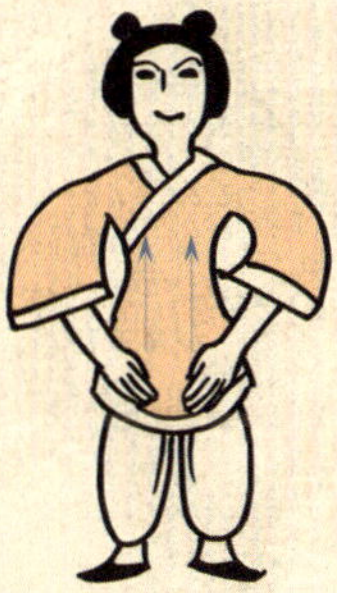

图42

动作：两手掌从左右足五里开始向上拍打（图42），经气冲、气穴、中注、石关、步廊、神封、神藏、膻中结束（图43）。

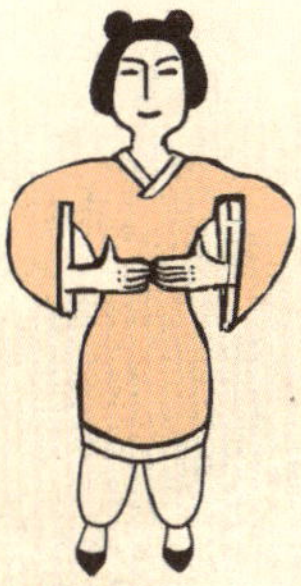

图43

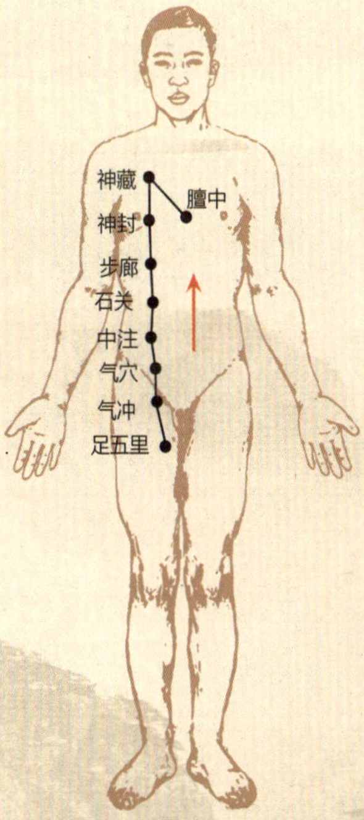

图44

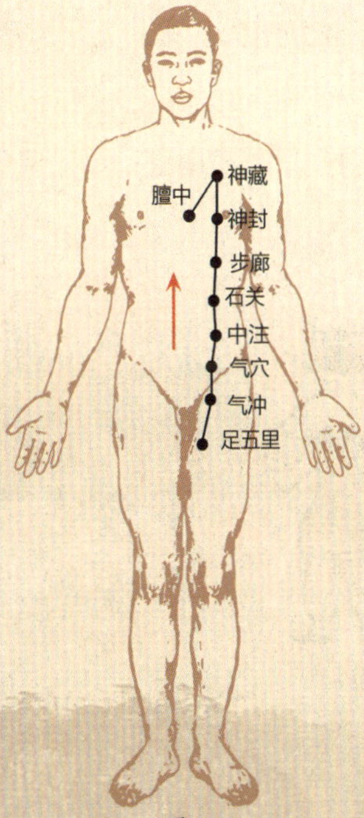

图45

* 一拍打主要穴位及方向见图44~45

（二拍后）

二拍天地呼吸

（足太阳膀胱经、足少阳胆经、经外奇穴）

1.意念：泰山罡肇，圣水保息；天地交泰，万物开辟

动作：左手托起右胳膊肘，右手搭在后颈的颈百劳、肩井之间，拍打颈百劳和肩井（3~5个节拍）（图46）。之后，两手交换，右手托起左胳膊肘，左手搭在后颈的颈百劳、肩井之间，拍打颈百劳和肩井（3~5个节拍）。

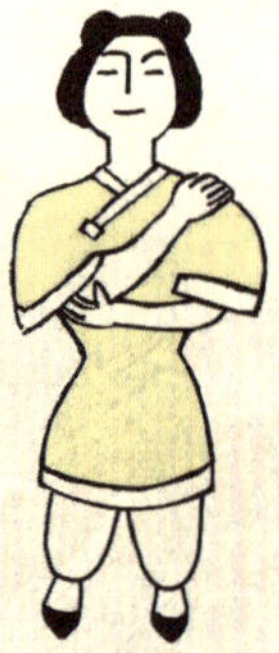

图46

2.意念：百会通天，涌泉接地；日月躬行，天地呼吸；上开神韵，紫气环身；清风入口，浊阴消沉

动作：两手半握拳，捶打后背的附分、魄户、膏肓，然后变掌，从神堂开始拍打，经督俞、肝俞、胃俞、腰眼、承扶、殷门、委中、合阳、承筋、承山至昆仑结束（图47）。两手合掌向上举过头顶后分开，之后，右掌搭在左肩上，左掌自然放松。

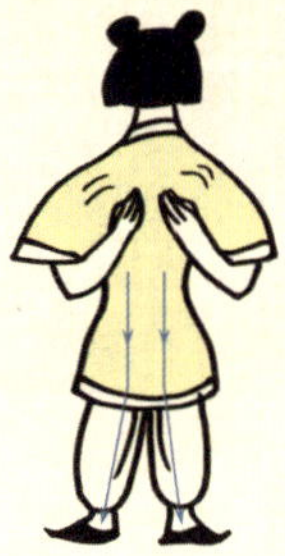

图47

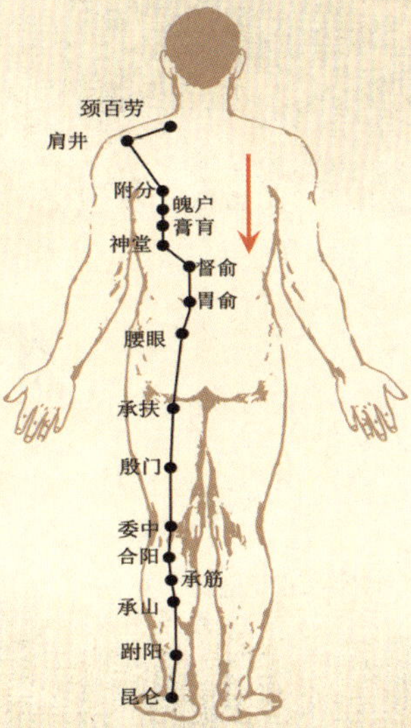

图48

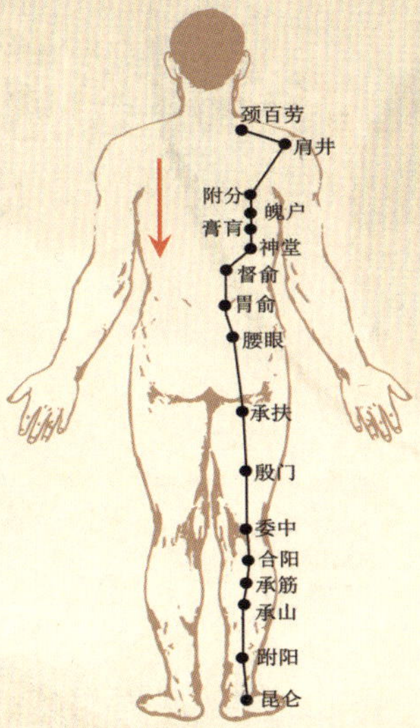

图49

*二拍打主要穴位及方向见图 48~49

（三拍左右手）

三拍仙人指路

（手太阴肺经、手厥阴心包经、经外奇穴、手阳明大肠经、手少阳三焦经、足少阳胆经）

1.意念：仙人指路，济世华人；神鹊问道，圣丹爇熏；保元固本，正气养心；平衡为福，中道太极

动作：右手掌由左臂云门开始拍，经抬肩、天泉、曲泽、间使、内关、劳宫、中冲，再转至手背的关冲、外劳宫、中泉、外关、四渎、手三里、天井、手五里、肩髎、肩井、完骨、天冲至阳白结束（图 50）。

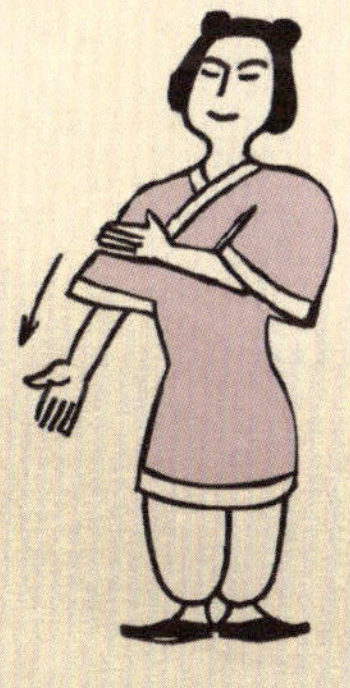
图50

2.意念：传承五行，九曲周易；正清民和，聚守补习；怀中抱月，独攀天梯；宁静致远，坐地千里

动作：左手掌由右臂云门开始拍，经抬肩、天泉、曲泽、间使、内关、劳宫、中冲，再转至手背的关冲、外劳宫、中泉、外关、四渎、手三里、天井、手五里、肩髎、肩井、完骨、天冲至阳白结束（图51）。

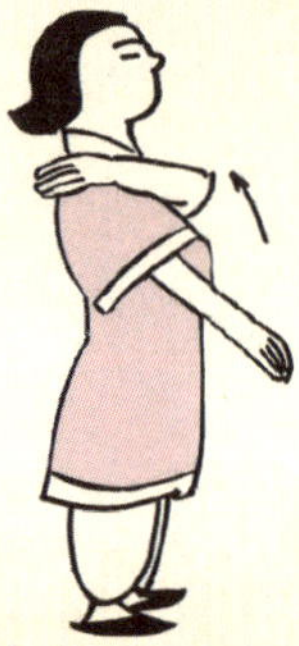

图51

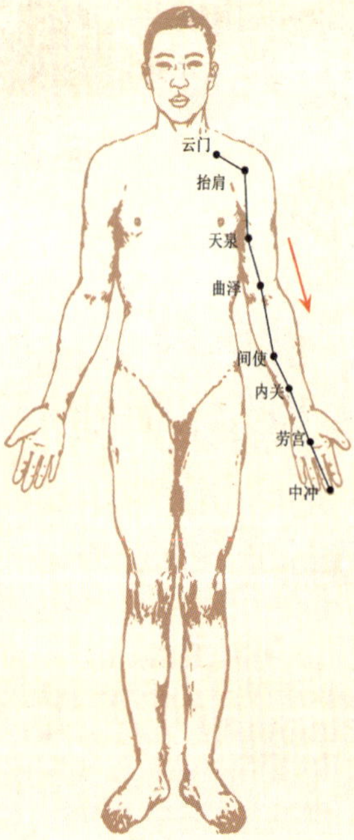

图52

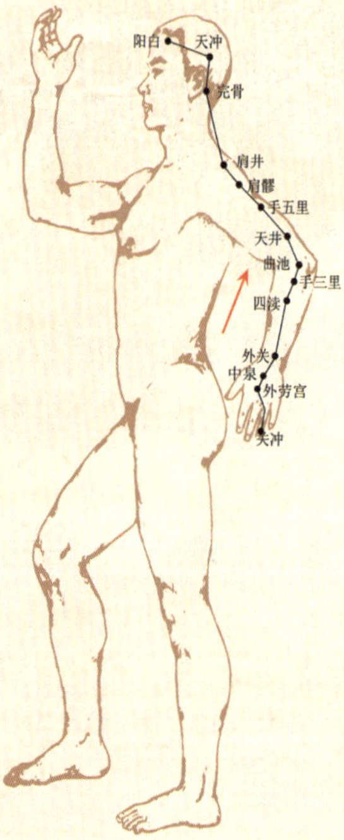

图53

*三拍打主要穴位及方向见图52~53

（四拍上）

四拍 三光聚顶

（督脉、足少阳胆经、足太阳膀胱经、足阳明胃经、经外奇穴）

意念：三光聚顶，大道如尊；光我同体，天开九门；淡泊虚谷，飞天九阙；天地同春，宇宙同心

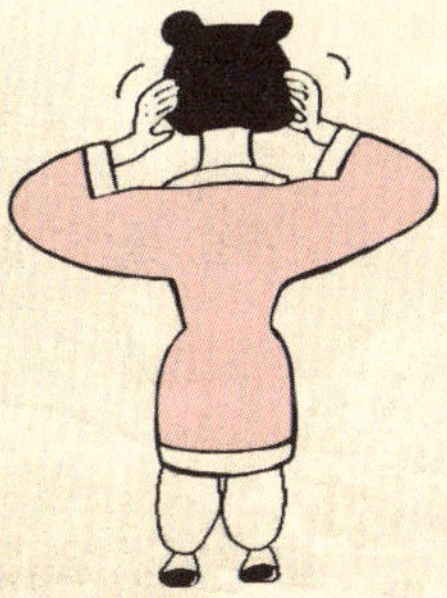

图54

动作：两手掌举过头顶接日月之光（3秒钟）后，左手按住百会，右手拍打左手背（2~3个节拍）；之后，两手分别捂住两耳朵，两手四指轻轻弹打后脑勺的风池、玉枕（2~3个节拍）（图54）（意念：头脑、头脑，清醒、清醒……）。两手掌鼓耳（1个节拍）（图55），之后，两手拇指（指头向下）按揉左右风池（1~2个节拍）；两手转到前额，拍打前额阳白（2~3个节拍），后再拍两腮颊车（2~3个节拍）。两手的中指、无名指点住肩井，借耸肩的力量用手背按摩耳朵下面的翳明和完骨（2~3个

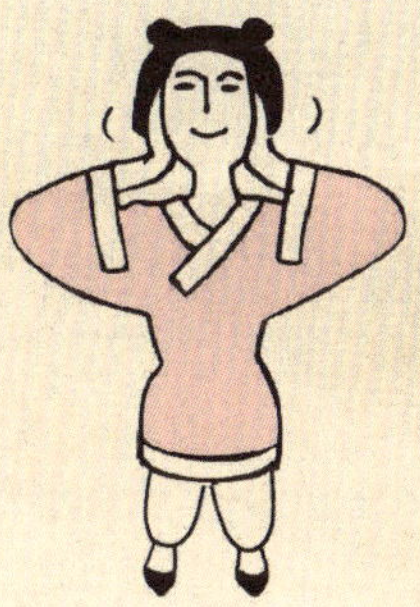

图55

节拍)。两手合掌举过头顶，向上拉伸(3~5 秒)后全身放松。

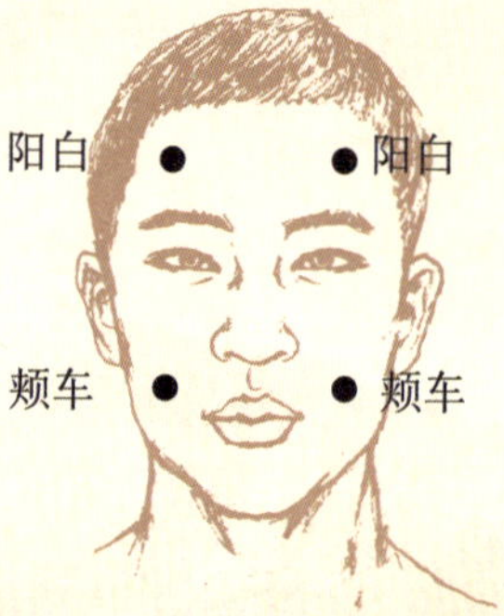

图56

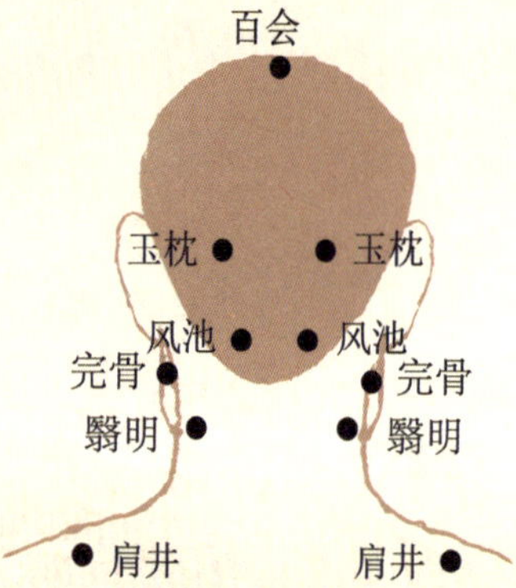

图57

＊四拍打主要穴位及方向见图 56~57

（五拍下）

五拍 妙手回春

（足阳明胃经、足太阴脾经、经外奇穴、任脉）

1.意念：六经为川，换骨强筋；八仙闹海，妙手回春；涌动山河，根源天地；大日场能，神元授记；虚室生白，空心智虑；真气皈元，金乌保密；三咽五叩，气沉海丹；血气壮行，顺治隆庆；还精补髓，宽怀理气；保肝和胃，强肾健脾

动作：两手掌由气舍开始拍，经库房、乳中、不容、天枢、气冲、迈步、犊鼻、足三里(以下“条口至厉兑”处，坐下拍打，效果更好)、条口、解溪、厉兑；至此，用两手的十指对着脚的十趾(气端)拍打(2~3 个节拍)(意

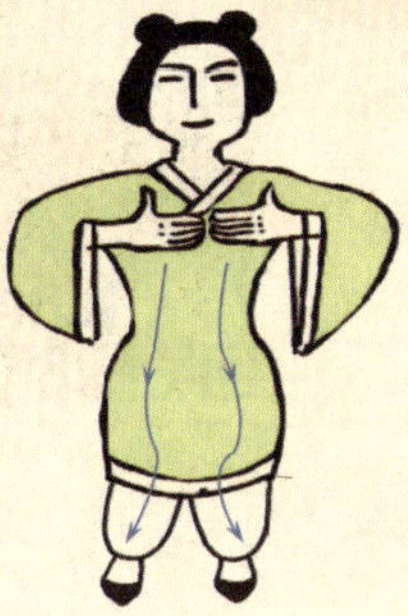
图58

念:末梢神经，畅通、畅通……）；然后再转至隐白，经大都、公孙、三阴交、地机、阴陵泉、血海、箕门、冲门、腹结、大横、腹哀、食窦、胸乡至膻中结束（图58~59）。

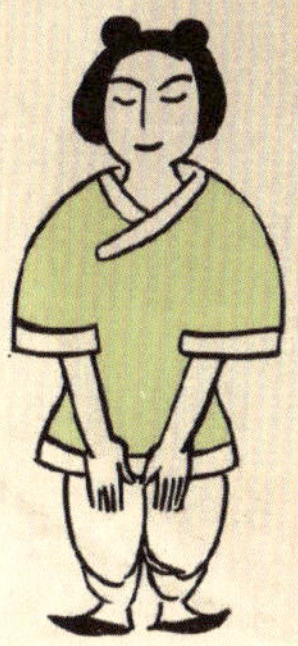
图59

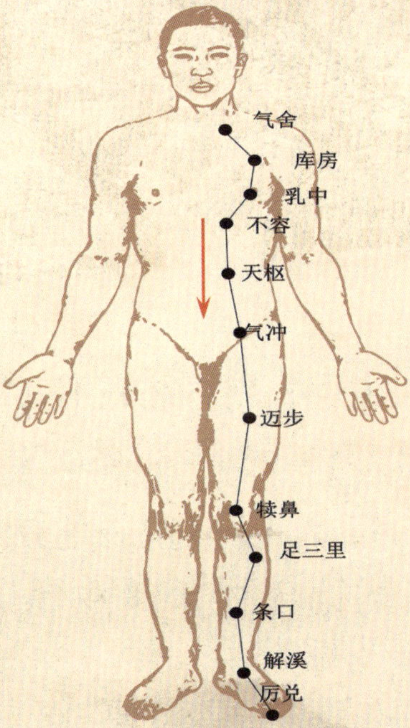

图60

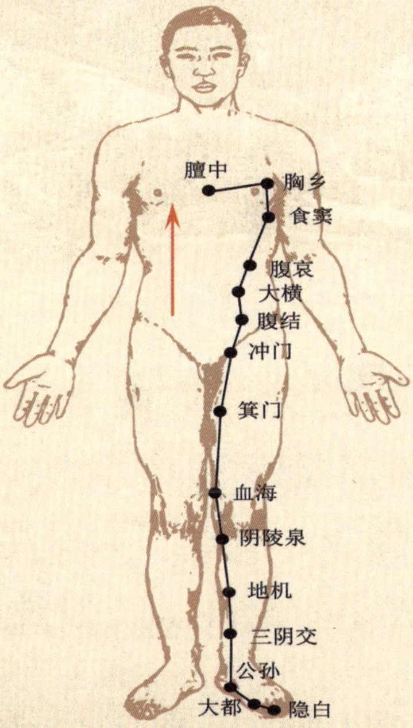

图61

＊五拍打主要穴位及方向见图 60~61

（六拍左右胯）

六拍飞龙在天

（足太阳膀胱经、足少阳胆经、足厥阴肝经、任脉）

1.意念：任督营卫，中脉一统；经络融泰，颐养心肌；精气神来，心舒胆利；阴阳补正，纲常形志

动作：左手抬起按住天柱，右手拍打肩井、渊腋、日月、京门、五枢、环跳（3~5 个节拍）（意念：心肌、心肌，强健、强健……）；之后，双手交换，拍打动作同上（3~5 个节拍）（意念：肝胆、肝胆，调畅、调畅……）（图 62）。

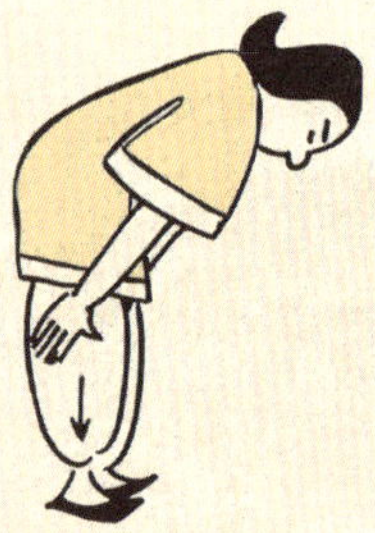

图62

2.意念：龙虎守护，刚柔相济；性命双修，生生不息；虚中有实，动静存奇；形神朴备，天人合一；指点三江，激扬文字；天马行空，龙跃天池；飞龙在天，乾坤奉至；弘德泽民，真神真谛

动作：从环跳开始向下，经风市（以下“膝阳关至厉兑”处，坐下拍打，效果最好）、膝阳关、阳陵泉、外丘、悬钟、丘墟、地五会、足窍阴；之后用两手十指对着脚的十趾拍打 3~5个节拍（意念：末梢神经，畅通、畅通……）。然后再转至大

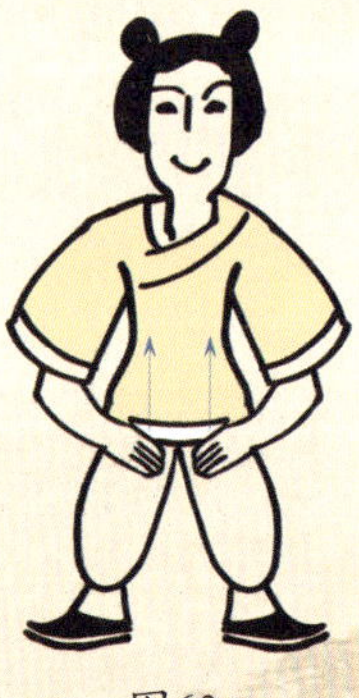

图63

敦、太冲、中封、中都、膝关、阴包、足五里、急脉、章门、期门至膻中结束（图63）。

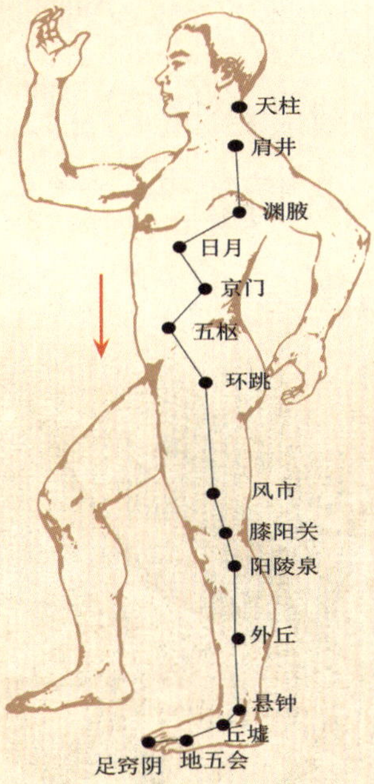

图64

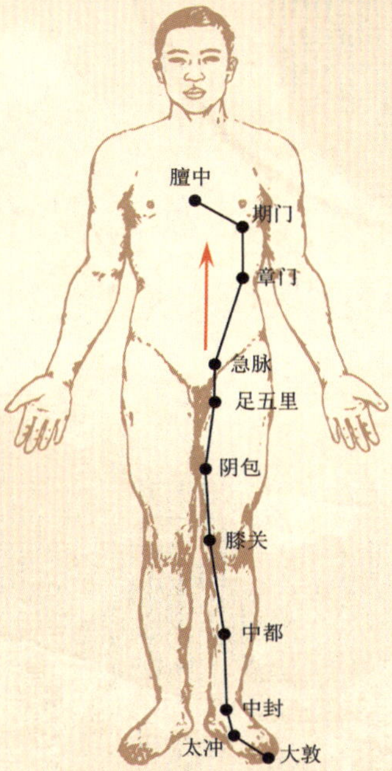

图65

＊六拍打主要穴位及方向见图 64~65

（七拍任督）

七拍千祥云集

（任脉、督脉）

意念：厚德载物，藏相养智；积善明德，千祥云集

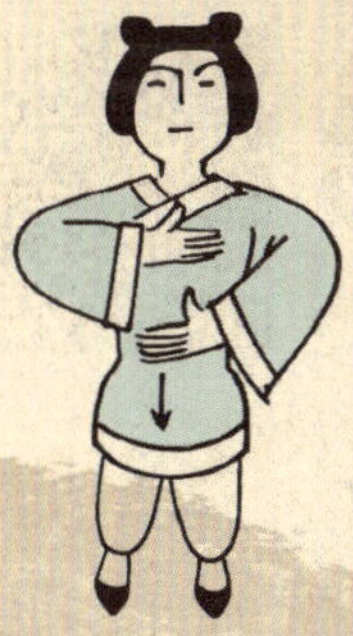
图66

动作：两手掌由上向下捋按任脉，由承浆开始，经天突、玉堂、中庭、上脘、下脘、气海、关元、中极 3~5 个节拍（图 66）（意念：任脉畅通，全身轻松……）；之后，两手转到背后再合掌用两食

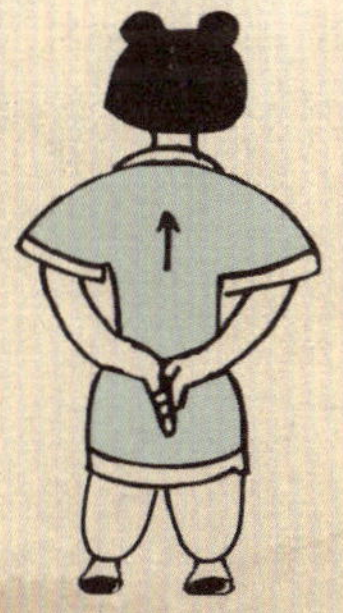
图67

指点敲督脉，由长强开始，经腰俞、腰阳关、中枢、灵台、身柱、神道、大椎（图 67）。也可自然站立，全身放松，用背部向后撞击墙壁，待身体弹回后再撞击，约 1 秒钟撞一下，并随着撞击的节奏自然呼吸（动作有力但不猛，要协调均匀），3~4 个节拍即可。（意念：督脉通畅，血气方刚……）

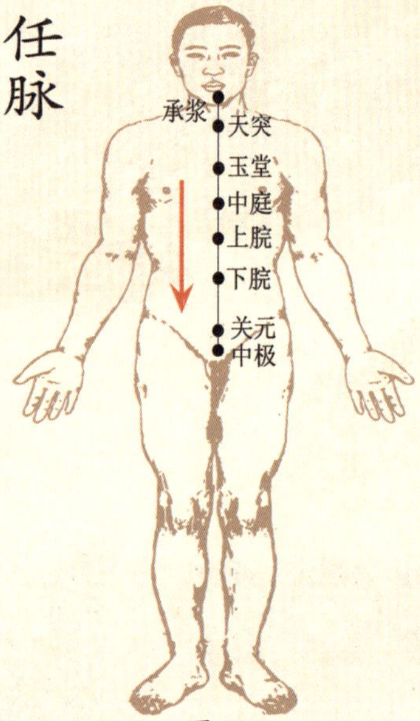

图68

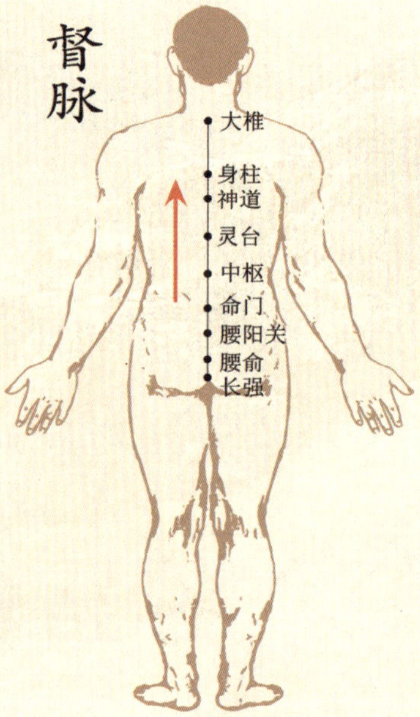

图69

＊七拍打主要穴位及方向见图 68~69

（八揉腹）

八拍（揉）平安福地

（神阙、命门）

意念：十年磨剑，百年励志；千年养生，万年胎息；首尾相接，一元复始；时来运转，平安福地

动作：左掌收至腹部，手心向内，右掌收至

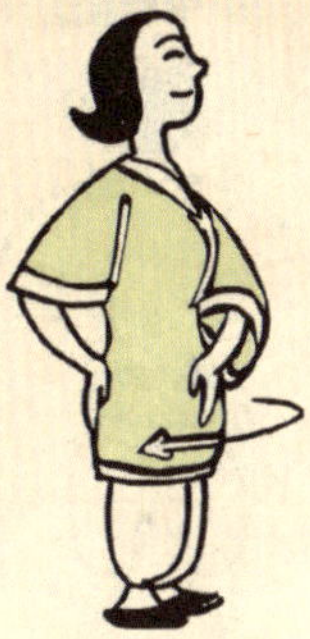
图70

命门，手心向内，两手劳宫分别对准神阙和命门，顺时针揉3~5个节拍（前后两手向一个方向转）（图70~71）；之后，两手交换位置，再顺时针揉3~5个节拍。

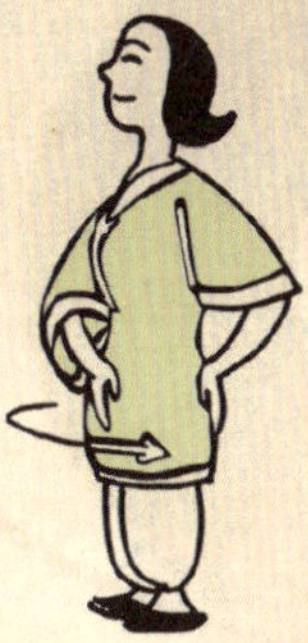
图71

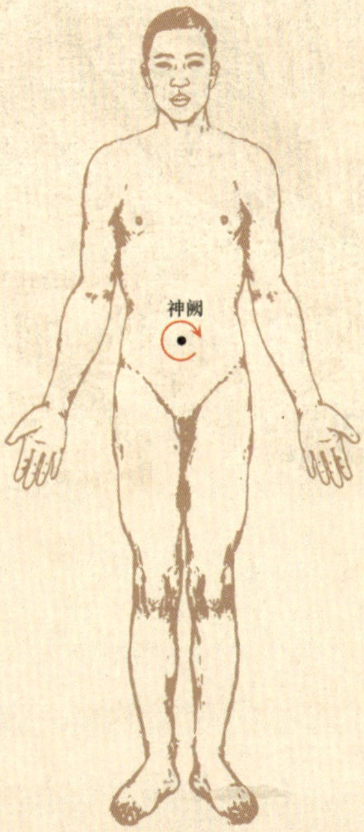

图72

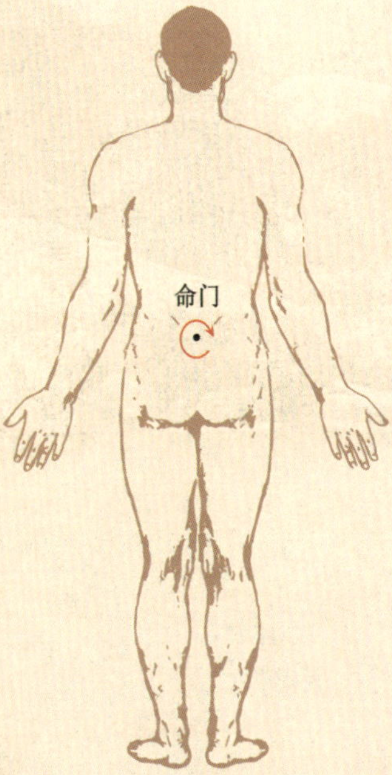

图73

*八拍（揉）主要穴位及方向见图72~73

（九踮足）

九拍（揉）九九归一

（腰眼、臀中、涌泉）

意念：五指开天，神龙盘踞；青帝临凡，长生无极；感应道交，融入天地；无物无我，九九归一

动作：两手合掌从胸前向上，举过头顶后两手分开，双手掐腰，先顺时针转动腰部1个节拍；再逆时针转揉1个节拍（图74）。之后，左手劳宫对准左腰眼（肾穴），右手劳宫穴对准右腰眼（图75）。同时双手上、下搓揉，两脚脚跟上下颤（踮脚）抖（3~5个节拍）；最后，两脚交替（用力）跺地各3次（意念：将全身的病气、燥气、邪气、浊气、湿气、寒气排入地下）。

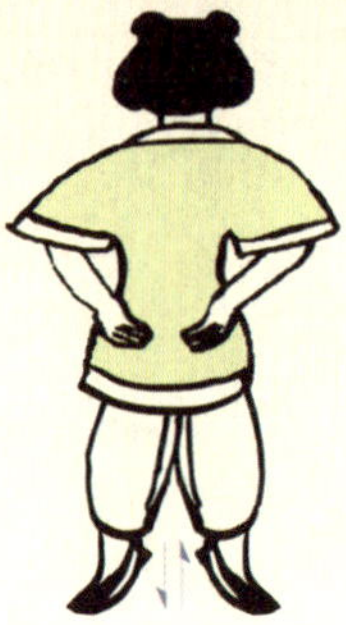
图75

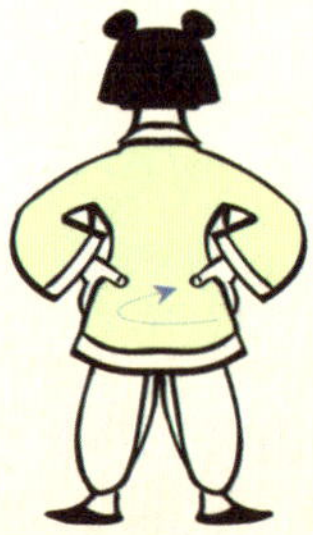
图74

两手搓劳宫结束。

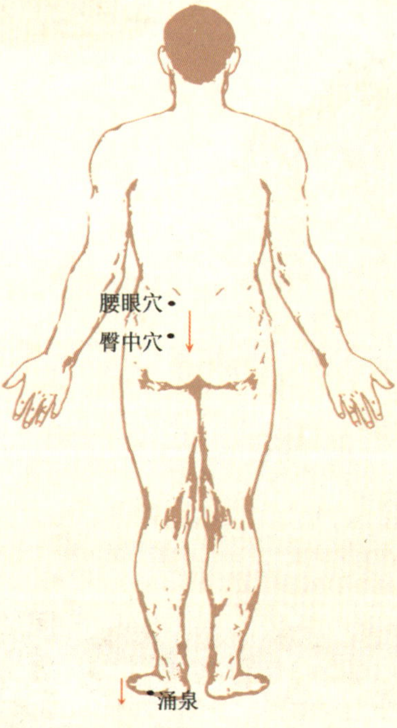

图76

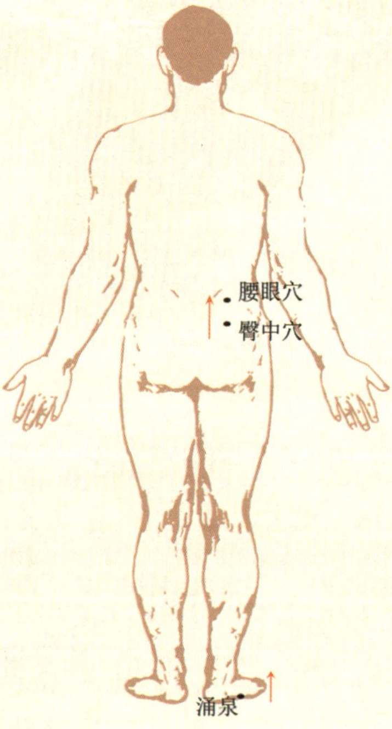

图77

＊九拍（揉）主要穴位及方向见图76~77

温馨提示：年老体弱者可分期拍打，心脏病、高血压等慢性病患者酌情拍打。

＊“九拍打”的练习时间见36页“年龄分类参考表”。

《泰山健康长寿秘典》练习指南

《泰山健康长寿秘典》包括："三六九健身法""一二三健身法"（统称："健身法"），传承的是《黄帝内经》养生法则，遵循的是科学健康养生规律，贯穿的是天人合一养生理念，提倡的是顺应天时（十二时辰）养生方法，结合的是人们健康的生活习惯和活动方式，是一套简便易行的综合养生保健方法。2015年"健身法"问世以来，受到广大中老年朋友的赞誉，经过多次专家论证。专家们还从人体经穴养生和生物钟养生相结合等方面对本健身法提出了很好的建议，为此，在征求多方意见的基础上，又针对科学养生规律进行了深入的研究和完善，提出了练习"健身法"的几个原则：练习健身法时应遵循科学养生规律，循序渐进；应结合《黄帝内经》的十二时辰养生理念进行；应根据不同年龄人群和身体状况差异实行分类指导，因人而异。

附：《三六九健身法》分类练习指导

年龄分类参考表

年龄及身体状况	练习时间（时辰）	活动项目内容
30~50岁 身体状况良好	05: 00~07: 00（卯时）	三按揉、六呼吸、九拍打（约50分钟）
	19: 00~21: 00（戌时）	按揉、收听《养生赋》全文（约40分钟）
50~60岁 身体状况良好	05: 00~07: 00（卯时）	按揉、六呼吸、九拍打（约50分钟）
	19: 00~21: 00（戌时）	泡脚、按揉、收听《养生赋》全文（约45分钟）
60~70岁 身体状况良好	05: 00~07: 00（卯时）	按揉、六呼吸（约30分钟）
	09: 00~11: 00（巳时）	九拍打（约30分钟）
	15: 00~17: 00（申时）	按揉、九拍打、《养生赋》（约30分钟）
	20: 00~20: 30（戌时）	泡脚、按揉、《养生赋》（约30分钟）
70~80岁 身体状况良好	05: 00~07: 00（卯时）	按揉、六呼吸（约30分钟）
	09: 00~11: 00（巳时）	九拍打（约30分钟）
	16: 00~17: 00（申时）	按揉、九拍打（约30分钟）
	20: 00~20: 30（戌时）	泡脚、按揉（约30分钟）

80~100岁 身体状况良好	05: 00~07: 00（卯时）	按揉、六呼吸 （约30分钟）
	16: 00~17: 00（申时）	按揉、视情九拍打 （约30分钟）
	20: 00~20: 30（戌时）	泡脚、按揉 （约30分钟）
身体不适或 患有慢性疾病	05: 00~07: 00（卯时）	按揉、六呼吸 （约30分钟）
	09: 00~11: 00（巳时）	视情按揉和拍打 （约30分钟）
	16: 00~17: 00（申时）	视情按揉和拍打 （约30分钟）
	20: 00~20: 30（戌时）	泡脚、按揉 （约30分钟）
注：按揉，即从三按揉中选择适合自己的穴位进行按揉。 《养生赋》，即收听《泰山养生赋》全文，扫二维码。		

时辰养生参考表

时间（时辰）	时辰与人体经穴、脏腑	备注
23：00~01：00 （子时） 胆经当令	胆经当班，是阴阳交汇之时，阳气开始生发，一天中至关重要之时，子时的主要任务是睡好觉	睡眠
01：00~03：00 （丑时） 肝经当令	肝经当班，这时候人需要有好的睡眠	睡眠
03：00~05：00 （寅时） 肺经当令	肺经当班，是人从静变为动的开始，也是人体气血由静转动的过程，这个过程是通过深度睡眠来完成的。心脏功能不适的老年人不提倡过早锻炼	睡眠
05：00~07：00 （卯时） 大肠经当令	大肠经当班，这时天门开，天基本亮了，五点醒是正常的，也代表地户开，就是肛门要开，应该正常排便，把垃圾毒素排出来。肺与大肠相表里，肺气足了才有大便，所以，要养成早上排便的习惯	适合健身运动

时间(时辰)	时辰与人体经穴、脏腑	备注
07:00~09:00 (辰时) 胃经当令	胃经当班，胃经是人体正面很长的一条经脉，胃、膝盖、脚背都属于胃经循行路线，这时候天地阳气最旺，需要吃好早饭，补充营养，早饭最容易消化，因为有脾经和胃经在运化	用好早餐
09:00~11:00 (巳时) 脾经当令	脾经当班，脾主运化，早上吃的饭在这时开始被消化	适合健身运动
11:00~13:00 (午时) 心经当令	心经当班，子时和午时是天地气机的转换点，人体也要注重这种天地之气的转换。对于普通人来说，睡子午觉很重要，因为天地之气在这个时段转换。天地转换睡不着，闭目休息一会儿也有好处	用好午餐
13:00~15:00 (未时) 小肠经当令	小肠经当班，小肠主吸收，它的功能是吸收被脾胃腐熟后的食物精华，然后把它分配给各个脏器。所以，午饭要吃好、吃饱	休息

时间（时辰）	时辰与人体经穴、脏腑	备注
15：00~17：00 （申时） 膀胱经当令	膀胱经当班，膀胱经从足后跟沿着后小腿、后脊柱正中间的两旁，一直上到脑部，是一条路线很长的经脉	适合健身运动
17：00~19：00 （酉时） 肾经当令	肾经当班，肾主藏精。精是人体中最具有创造力的原始力量。人体细胞组织哪里出问题，“精”就会在哪里帮助它修复	适合健身运动
19：00~21：00 （戌时） 心包经当令	心包经当班，心包是心脏外膜组织，主要是保护心肌正常工作。戌时阴气正盛，阳气将尽，人应在这时活动锻炼	适度运动
21：00~23：00 （亥时） 三焦经当令	三焦经当班。三焦指连缀五脏六腑的那个网膜状的区域。三焦一定要通畅，不通则生病。所以在亥时就要休息，让身体和生命在休息中得以轮回	睡眠

下篇

内容解读

三按揉　六呼吸　九拍打

“三按揉”寓意解读

上——按揉头部：通苍天之神力（天）

——天宇浩渺，星宿列张；日月升落，循行有常。神力动，分春秋以明彰；天行健，昭君子以自强。寒来暑往，酷暑冰霜；万物生化，均赖穹苍。目省守望，知万事变中有常；神力依气以一通贯，晓阴阳太极天道之分张。

中——按揉双手：化日月之阴阳（人）

——日月升落，阴阳激荡；天荫地载，万物生长。阴阳动，蕴精气以成万物之形状；阴阳合，哺育万物身心以养强壮。天地大道，日月阴阳；昼劳夜寐，以为弛张。

下——按揉下肢：接大地之精气（地）

——天有四季，地有四方，大地所载，浩渺苍茫。天地位焉致其中和，万物得育，万方气象。仁者与万物同体，民胞物与，一脉弛张。地势坤，大地厚德无私；风霜至而根犹生，知大地之坚韧刚强。亲大地，汲地气之营养；悟大地，成物赖于厚德善良。

"三按揉"的腧穴位置与作用

一、头部穴位

听宫/耳前

本穴位于耳屏前，鬓下耳前，张口时的凹陷处。临床上常用来主治耳疾与齿痛。按揉此处可聪耳力，正视听。

耳轮/耳身

本穴位于耳朵弯折的边缘处，即耳郭周围的软骨。临床可用来清脑醒神，缓解颈、肩、腰、腿痛等症状。

迎香

本穴位于手、足阳明经的交会之处，即鼻翼外侧缘中点旁。此穴可治鼻塞不通、香臭不辨等。按揉此处可调呼吸，正嗅觉。

印堂

本穴位于鼻梁上方，两眉头连接的中点处。此穴对头痛、头晕、目眩、眼鼻部疾病及失眠精神乏力有明显疗效。

太阳

本穴位于额部两侧的鬓部，当眉梢与目外眦之间。可治疗头痛、目疾、面瘫等。

鱼腰

本穴位于额部，瞳孔直上的眉毛中。临床上常主治眉棱骨痛、眼睑下垂、目赤肿痛、目翳、口眼歪斜。按揉鱼腰可增视力，祛眼疾，疗头痛。

攒竹

本穴位于面部眉头的凹陷中，眶上切迹处。又名光明、明光等，可见本穴可疗目疾。

丝竹空

本穴位于眼睛眉梢的凹陷处。临床上常主治癫痫、头痛、眩晕、目赤肿痛、齿痛。按揉本穴可祛头痛，正面目，疗目疾，固牙齿。

球后

本穴位于面部，当眶下缘外 1/4与内 3/4交界处。因在眼球后界，故名球后。本穴主治目疾。按揉本穴可增目力。

睛明

本穴位于目内眦角稍上方凹陷处。顾名思义，睛指目，明指目明，睛明即指本穴可使眼清目明，可治疗眼疾。常按揉本穴可调阴阳，增目力，长精神。

承泣

本穴位于瞳孔直下，当眼球与眶下缘之间，俗称此处为泪窝。临床上主治目疾、口眼歪斜及面肌痉挛。按揉本穴可解疲劳，增目力，正面容。

二、手部穴位

三间

本穴位于手的食指两个关节点后。临床主要用于缓解发热、牙痛、咽喉肿痛、消化不良、手部肿痛等。

大鱼际

本穴位于手掌正面，拇指根部。对于治疗便秘，缓解心绞痛，提高自身免疫力等都有较好疗效。

合谷

本穴位于手背，第 1、2 掌骨间。临床主治头面诸疾、诸痛证、热病、经闭。按揉合谷，还可祛牙痛，疗面疾，行气血。

少府

本穴位于手掌面，第 4、5 掌骨之间，握拳时当小指与无名指指端之间。临床上主治心悸、胸痛、阴痒、阴痛、痈疡、小指挛痛等。按揉本穴可安心神，止疼痛，壮掌筋。

后溪

选取本穴时微握拳，第 5 指掌关节后尺侧的远侧掌横纹头赤白肉际即是本穴。临床上主治头项强痛、腰背痛、，手指及肘臂挛痛、耳聋、目赤、疟疾。按揉本穴可强头项，聪耳力，增视力，正精神。

神门

本穴位于手腕的横纹处，即从小指延伸至手掌根部的凹陷处。主治胸痛、心绞痛、无脉症、便秘、焦躁、心悸、失眠、神经衰弱等。

内关

本穴位于手腕部两条明显的肌腱之间，腕横纹上 2 寸。有舒压、解疲劳、帮助入眠、调节自主神经，改善胸痛、心悸、盗汗，舒缓腹胀感和治头晕目眩等作用。

外关

本穴位于前臂背侧，腕背横纹上 2 寸，与内关穴相对。主治手指疼痛、肘臂屈伸不利、肩痛、头痛、目赤肿痛、耳鸣、耳聋等。

少商／拇指

本穴位于拇指桡侧指甲角旁 0.1 寸。临床主治高热、昏迷、癫狂。按揉本穴可以镇癫狂，明思绪，养精神。

商阳／食指

本穴位于食指桡侧指甲角旁0.1寸。临床主治齿痛、耳聋等五官疾患，热病，昏迷。按揉本穴可以疗齿痛，醒神窍。

中冲／中指

本穴位于中指尖端的中央。临床主治中风昏迷、舌强不语、中暑、晕厥、小儿惊风、热病。按揉本穴可以解暑热，开神窍。

关冲／无名指

本穴位于无名指尺侧指甲根角旁 0.1 寸。临床主治头痛、目赤、耳鸣、耳聋、热病、心烦。经常按揉本穴可以增视听，祛头痛。

少冲／小拇指

本穴位于小指桡侧指甲角旁 0.1 寸。按摩少冲具有清热息风、醒神开窍等功效，能缓解小儿惊厥、休克、昏厥、心悸、癫痫等症状。

三、下肢穴位

膝眼

取穴时屈膝，本穴位于髌韧带两侧凹陷处。在内侧的称内膝眼，在外侧的称外膝眼。本穴主治膝痛、腿痛、脚气。按揉本穴可强腰膝，健脚力。

血海

取穴时屈膝，本穴位于髌骨内上缘上 2 寸，当股四头肌内侧头的隆起处。临床上多治疗崩漏、经带等血分疾病。主治月经不调、痛经、经闭、隐疹、湿疹、丹毒。按揉本穴可养容颜，益气血。

膝阳关

本穴位于膝盖外侧下缘上 3 寸，股骨外上髁外上方凹陷中。本穴位于膝关节外侧，外侧为阳，故名膝阳关，示意为关节外侧也。临床主治膝腘肿痛、挛急，小腿麻木。按揉本穴可强下肢，增脚力。

丘墟

本穴位于足背，外踝前方距跟关节间凹陷

处，本穴是胆经的原穴。作用：使头脑清醒，稳定情绪，缓解偏头痛，对中风偏瘫、下肢痿痹等有明显效果。

阴陵泉

本穴位于胫骨内侧髁下方凹陷处。本穴在膝盖内侧故属阴。临床上主治腹胀、腹泻、水肿、黄疸、小便不利、膝痛。按揉本穴可强腰膝，壮腰腹。

阳陵泉

本穴位于腓骨小头前下方凹陷中。临床主治黄疸、胁痛、口苦、呕吐、吞酸等胆腑病；膝肿痛，下肢痿痹、麻木；小儿惊风等。按揉本穴可退湿热，利肝胆，强腰膝。

足三里

本穴位于膝盖外侧缘下 3 寸，胫骨前嵴外 1 横指处。临床主治胃痛、呕吐、腹胀、腹泻、痢疾。便秘等胃肠诸疾；下肢痿痹；心悸、高血压、癫狂；虚劳诸症。按揉本穴可强身体，益气血，平阴阳，壮腰膝，是保健要穴。

涌泉

本穴位于足底正中前 1/3（凹陷处），临床主治昏厥、中暑、癫狂痫、小儿惊风、头痛、头晕、目眩、失眠、咯血、咽喉肿痛、喉痹、大便难、小便不利、足心热。按揉本穴可强脚力，合阴阳，调气血，补肝肾，降逆气。

复溜

本穴位于脚踝内侧中央向上2指处。作用：可调节肾经，补肾滋阳，利水消肿，改善肾功能。对水肿胀满、大小便无力、自汗、盗汗、腰脚酸胀、精力衰退、记忆力减退、阳痿、早泄有很好的调节、改善作用。

太白

本穴位于足内侧缘，足大趾后下方赤白肉际凹陷处。主治胃痛、腹胀、肠鸣、腹泻、便秘、胃痉挛、胃炎、消化不良、肠炎、痔疮、痢疾等肠胃疾患。

太溪

本穴位于足内侧，内踝高点与跟腱后缘连线的中点凹陷处。作用：既能补肾阴，又能补肾阳，对牙痛、头晕、耳鸣、脱发、失眠、哮喘、月经不调、腰酸、阳痿、手脚冰凉等有明显效果。

三阴交

本穴位于脚踝内侧中央向上 3 指处。主治脾胃虚弱、消化不良、腹泻、月经不调、遗精、阳痿、小便不利、脚气、失眠、神经性皮炎、高血压等疾病。

太冲

本穴位于足背侧，与第 1、2 趾跖骨结合部之前凹陷处。太冲是肝经的原穴（发源、动力），又称消气穴，对头痛、眩晕、月经不调、遗尿、小儿惊风、腹胀、黄疸、足跗肿、下肢麻痹等疾病有明显效果。

内庭

本穴位于足背第 2、3 趾之间（结合部）。按摩内庭可去除口臭，缓解牙疼，也可用于治疗急性肠炎。

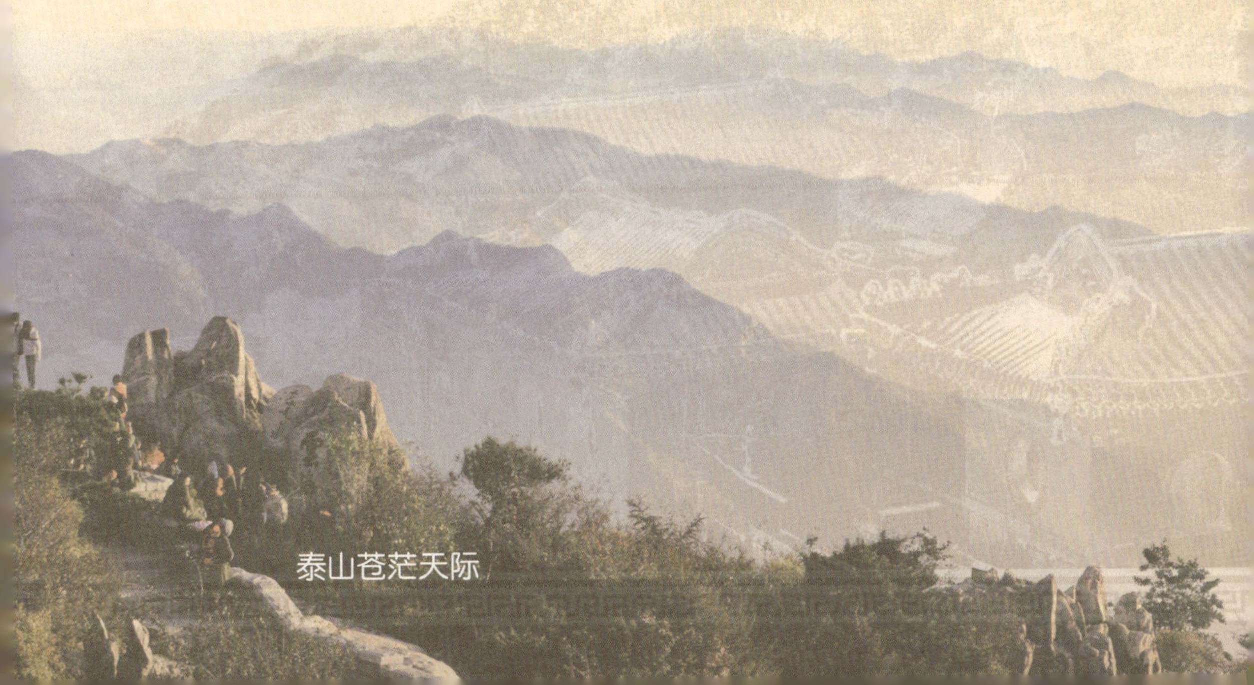

泰山苍茫天际

"三按揉"功效原理

"三按揉"是建构于传统哲学中的"三才"理论和经络循行理论。

所谓的"三才"理论是指传统哲学中的"天、地、人"三个层次。这里并不是直接讲具象的天、地与人，而是古人探讨事物构成的三个维度或者是三个层次，也是常用的一种分类方法。有时可以指代空间上的不同位置，有时可以指代时间上的不同阶段。比如说，天地人可以指代上中下，也可以指代内中外。这是古人"中庸"思想与朴素辩证法的具体体现。具体到三按揉中，头、手、足依据位置的高低可以分为上中下三个层次。头为诸阳之会，轻清之地，居上而为天；手为手三阳经与手三阴经交汇之处，可灵活斡旋乾坤，居中而属人；足为支撑躯体之处，为足三阳经与足三阴经的交汇之处，且直接与大地相连接，居下而属地。

这三个层次的分类绝不是简单地套用"三才"理论，而是有着深刻的经络腧穴认识基础。头为诸阳之会，指的是人体内所有阳经均会循行至头部，阳经里的阳气为轻灵轻清之气，同时有温煦之用。轻清温煦的阳气随着阳经而汇聚头部。头部为五官所在之处，五官的作用主要为轻灵机巧，我们常常形容这样的轻灵机巧为“耳聪目明”“耳不聋、眼不花”“牙口好、嗅觉好”等等，这些五官的功用正常全部依赖于头部阳经轻清之气的运行与濡养，所以按揉头面对于五官的灵巧和保健有着直接作用。

手为手三阳经与手三阴经的交汇之处，是阴阳交汇之处，也是阴阳的转机之处。同时，手又可以斡旋乾坤，是人们劳作的主要凭借。人类绝大多数的实质性进步都是凭借着灵巧双手的辛勤劳作，而手的灵巧强健与否和循行在手臂上的经脉运行的气血是否流畅有关，所以按揉手腕部经络上的腧穴可以保证我们双手的灵巧与强健。

下肢是支撑身体的主要结构，足部是足三阳经与足三阴经的交接之处，与手臂同样的道理，下肢强健与否和循行经脉中的气血运行是否顺畅有着密切的关系，所以按揉下肢的腧穴可以缓解下肢的疾患，也可以强健下肢。

同时，经络学中的五输穴主要集中在我

们按揉的手掌、足面等四肢的末梢。五输穴是中医经络理论中一个特殊的概念。十二经脉中的每一经脉分布在肘、膝关节以下的五个特定腧穴，即“井、荥、输、经、合”，称“五输穴”，简称“五输”。古人把十二经脉气血在经脉中的运行比作自然界之水流，认为其具有由小到大、由浅入深的特点，并将“井、荥、输、经、合”五个名称分别冠之于五个特定腧穴，即组成了五输穴。“井”，意为谷井，喻山谷之泉，是水之源头；井穴分布在指或趾末端，指经气初出。“荥”，意为小水，喻刚出的泉水微流；荥穴分布于掌指或跖趾关节之前，意为经气开始流动。“输”，有输注之意，喻水流由小到大，由浅渐深；输穴分布于掌指或跖趾关节之后，其经气渐盛。“经”，意为水流宽大通畅；经穴多位于腕、踝关节以上之前臂、胫部，其经气盛大流行。“合”，有汇合之意，喻江河之水汇合入海；合穴位于肘膝关节附近，其经气充盛且入合于脏腑。五输穴是调理该经之经络气血病变时常常选用的腧穴，我们在按揉的过程中选取的就是五输穴中的要穴。

按揉是对主要的腧穴进行点的刺激，强调的是通过局部的刺激与重点腧穴的按压起到调理整条经脉或局部区域气血和畅与输布的作用。但是，按揉头面与按揉手足的功用有不同的侧重点。头部的腧穴主要集中在头面五官的附近，按揉头部腧穴主要是调理头面五官的功用。人体头面五官以轻清灵巧为用，所以按揉头面部主要起到聪耳明目、通窍固齿的作用。按揉时，手法要轻灵柔和。手足为人体灵巧与力量的统一体，按揉手足上的腧穴主要起到强健四肢、使手足灵巧的作用，按揉此处的腧穴时手法可重。总的来说，“三按揉”主要解决局部的保养作用，能够较快地反映出疗效。

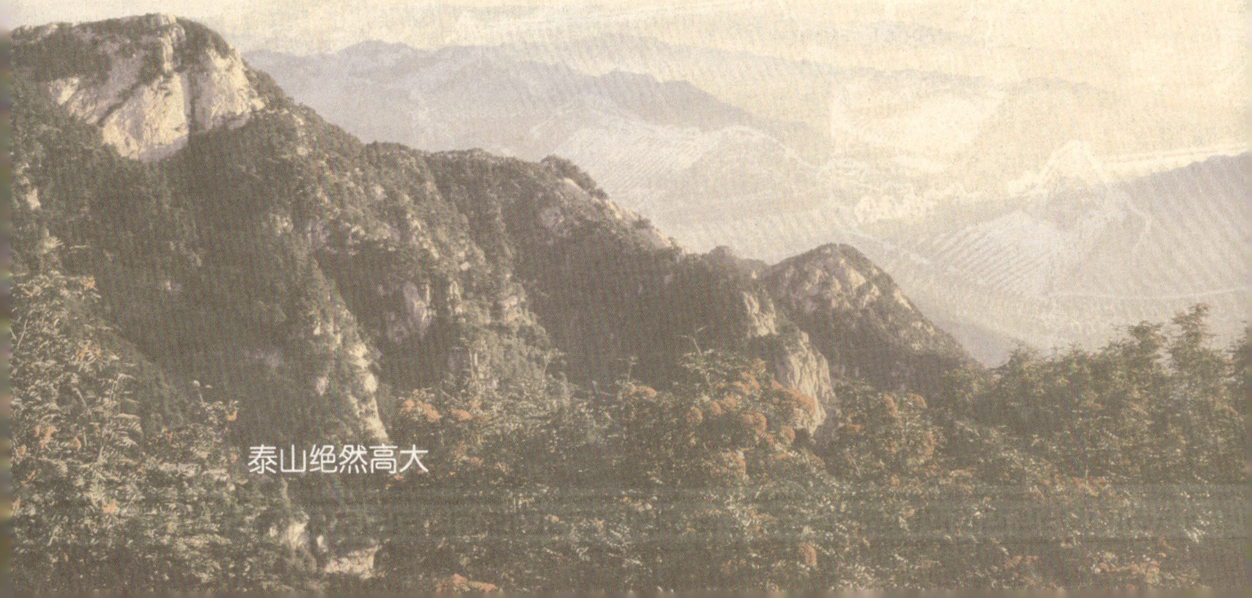
泰山绝然高大

“六呼吸”功效原理

“六呼吸”在具体练习中的要点有两个：一是强调正心醇意地体悟意念，以起到身心兼修、形神俱健的功用；二是强调呼吸的频次与深度，以起到贯穿宗气、涵养元气的作用，同时呼吸时吐故纳新，尚可以起到排浊存清、去垢存正的作用。这两个要点均是建构在传统中医理论认识之上的，有着长时间的实践检验。

第一，中医理论的认识基础就是整体观念，其主张人身不是各个解剖结构的堆砌，而是一个不可分割、相互为用的统一体。在这个统一体中，有各个部分之间的相互影响，我们称之为“五脏一体观”；也有精神因素与形体之间的相互影响，我们称之为“形神一体观”。这两点是整体观念中的主要认识内容，整体观念同时也强调人体与自然环境、社会环境相互统一。

“六呼吸”中的动作与意念的结合深刻地体现了“形神一体观”的内容。即形体与精神二者既相互依存，又相互制约，是一个统一的整体。形体，是指构成人体的脏腑、经络、五体、官窍及运行或贮藏于其中的精、气、血、津液等。它们以五脏为中心，以经络为联络通路，构成一个有机整体（即五脏一体观），并通过精、气、血、津液的贮藏、运行、输布、代谢，完成机体统一的机能活动。神,有广义与狭义之分。广义的神，是指人体生命活动的总体现或主宰者；狭义的神，是指人的精神意识思维活动，包括情绪、思想、性格等一系列心理活动。"形神一体观"强调形与神相互依附，不可分离。形是神的藏舍之处，神是形的生命体现。神不能离开形体而单独存在，有形才能有神，形健则神旺。而神一旦产生，就对形体起着主宰作用。形神统一是生命存在的保证。

"六呼吸"中的意念是人精神世界的一种训练，也是培养浩然正气的一种方法。通过不断练习，在练习肢体、疏通经络的同时，更得到精神世界的修炼，使"形"与"神"两者相互促进、相互弥补，从而达到形神兼修的境界。

第二，气是人体生命活动的重要主宰，也是人体功用的主要基础。气，古人在日常对自然现象的观察与体验中，发现了天空中的白云，体验到了风的流动，由此产生诸多联想与推理，并萌生出一个理性概念：自然界有形质之物皆由风、云之类的无形无状而变幻多端、运行不息之物所造就，即所谓“有生于无”。同时，人们在对人体生命现象的观察中，也体悟和感受到气的存在，认识到呼吸之气、人活动时身体散发的“热气”等，对人体生命活动至关重要。古人对自然界的云气、风气及人体的呼吸之气、热气等进一步抽象，产生了气的一般概念：气是无形而运行不息的极细微物质，是宇宙万物生成的本原。

“六呼吸”的主要作用在于调理一身之气，中医理论认为，肺主气，主宰人体呼吸。所谓的肺主气，即是肺可主一身之气，原因在于肺能主宰呼吸。人体的呼吸是一个吐故纳新的过程，即吐出浊气，吸入清气。由于这样的吐故纳新的交换，人体的气运动起来，行使人体的诸多功能，保证各个脏腑功用的正常。中医认为，胸中有“宗气”，肾中蕴“元气”，脾胃之气又可腐熟水谷化生精微，濡养全身。这之中，“六呼吸”最能调动的是贯穿胸中的“宗气”，涵养下焦的“元气”。

所谓“宗气”，是由肺吸入的自然界清气，与脾胃运化的水谷之精所化生的谷气相结合而生成。宗气在肺中生成，积存于胸中“气海”，上走息道出喉咙以促进肺的呼吸，并能贯注心脉以助心推动血液运行，还可沿三焦下行脐下丹田以资先天元气，故在机体生命活动中占有非常重要的地位。所以"六呼吸"的训练可以明显缓解心血管系统的疾病，并有明确的积极预防意义。

所谓"元气"，是人体最根本、最重要的气，是人体生命活动的原动力，主要由肾藏的先天之精所化生，通过三焦而流行于全身。中医理论认为，肾有一个很重要的生理功用是"肾主纳气"，即是说保持呼吸有一定的深度。所以"六呼吸"中，深呼吸与适当的闭气练习，可以保持肾主纳气的功用，并借此涵养一身的元气。所以"六呼吸"的训练是预防早衰的上乘方法。

同时，自然之气与人体之气有相通之性，呼吸的意义也就在于吸入自然界的清气，排出人体内的浊气。整个过程中，一身之气均在运动之中。中医认为，循行于体表的气叫作卫气，指该气有保卫人体不受邪气侵袭的作用。肺的呼吸作用既可以濡养人体的卫气，也可以帮助卫气起到吐故纳新的作用，所以练习"六呼吸"能够较好地预防季节性流行性疾病，原理即在于此。

“六呼吸”寓意解读

1.呼吸高天(天水黄河，孕育华夏文明)(喝)

“盘古开天，女娲补天，天地祥和，喝喝……”，银河落天，中华文明远古来，洋洋千万年，常念天水黄河，充盈着昊天之气。

2.呼吸大地(亘古千秋，穿越鸿蒙苍穹)(四)

“健康伊始，始终如一，一二三四，四四……”，日出东方，万水千山大气象，纵横千万里，常念亘古千秋，生发着东来紫气。

3.呼吸日月(日月乾坤，承载民族魂韵)(壶)

“夸父逐日，嫦娥奔月，把酒问壶，壶壶……”，民族兴旺，英雄辈出新常态，悠远古与今，常念乾坤日月，洋溢着祥和之气。

4.呼吸山河(薪火相传，托起神圣图腾)(娶)

“天上银河，地上人和，天地嫁娶，娶娶……”，盛世中国，脱化出欣欣向荣，广袤山与河，常念薪火相传，呼唤着神龙之气。

5.呼吸平安(和平崛起，志在造福人类)（媳）

“高天厚土，厚德载福，福禄寿喜，媳媳……”，儒风中华，礼仪之邦大振兴，看太和浩然，常念和平崛起，蒸腾着圣文之气。

6.呼吸吉祥(巨龙腾飞，中华复兴圆梦)（妇）

“飞龙在天，国泰民安，平安是福，妇妇……”，神州新政，尧天舜日大宏图，展复兴伟业，常念巨龙腾飞，彰显着祥瑞之气。

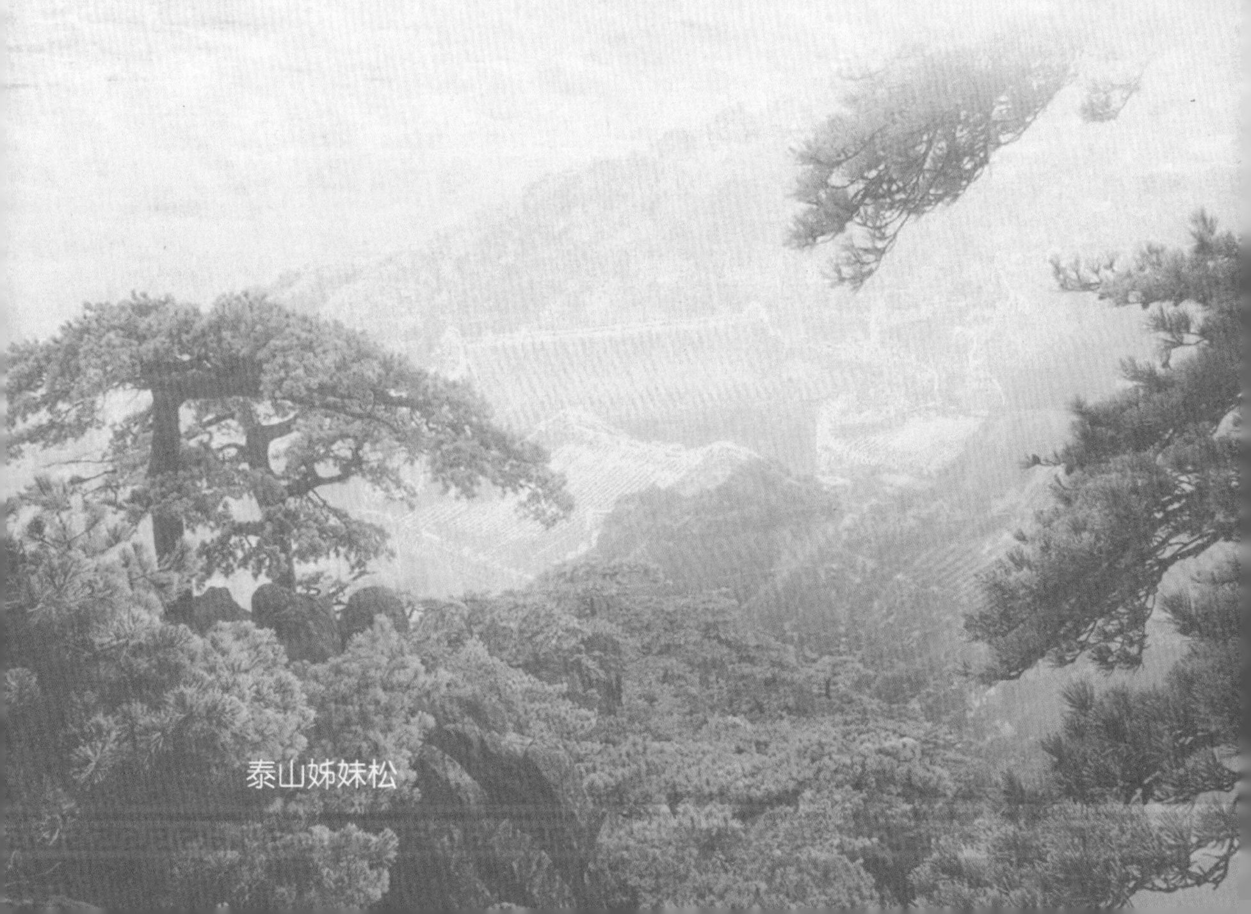

泰山姊妹松

“六呼吸”中“六字诀”的定位与作用

1. **喝**——（补心）吐气念“喝”字时，半张口，舌上翘，慢慢吐出“喝”字。经常吐念“喝”字，能养心补心，提神醒脑，对改善心火上炎引起的咽喉肿痛、口舌生疮、出气灼热、心烦不安等有明显作用，夏天可多念“喝”字。

2. **四**——（益肺）吐气念“四”字时，两唇后收，舌尖轻抵下颚，上下齿合而有缝，慢慢吐出“四”字，经常吐念“四”字，能润肺养肺，增补肺气，改善肺部功能，预防呼吸道疾病，秋天可多念“四”字。

3. **壶**——（养脾）吐气念“壶”字时，呈圆口型，舌两侧上卷，慢慢吐出“壶”字，经常吐念“壶”字，能提高食欲、保护胃肠，缓解腹胀、腹泻、食欲不振，可振奋精神，一年四季可多念“壶”字。

4. **娶（嘘）**——（护肝）吐气念“娶”字时，舌放平，唇齿微开，嘴角后引，慢慢吐出“娶”字，经常吐念“娶”字，能强身补肾，疏肝利胆，春天可多念"娶"字。

5.**媳**——（理三焦）吐气念"媳"字时，两唇微开，牙槽轻轻咬合，慢慢吐出"媳"字，经常吐念"媳"字，可以改善三焦不畅引起眩晕耳鸣、喉痛、胸腹胀闷等症状，心烦时可多念"媳"字。

6. **妇**——（强肾）吐气念"妇"字时，舌尖微上翘，两唇合而有缝，慢慢吐出"妇"字，经常吐念"妇"字，能养肝明目，有助于缓解肝阴虚、肝火旺引起的肾虚、早泄、眼睛干涩及消化不良等症状，冬天可多念"妇"字。

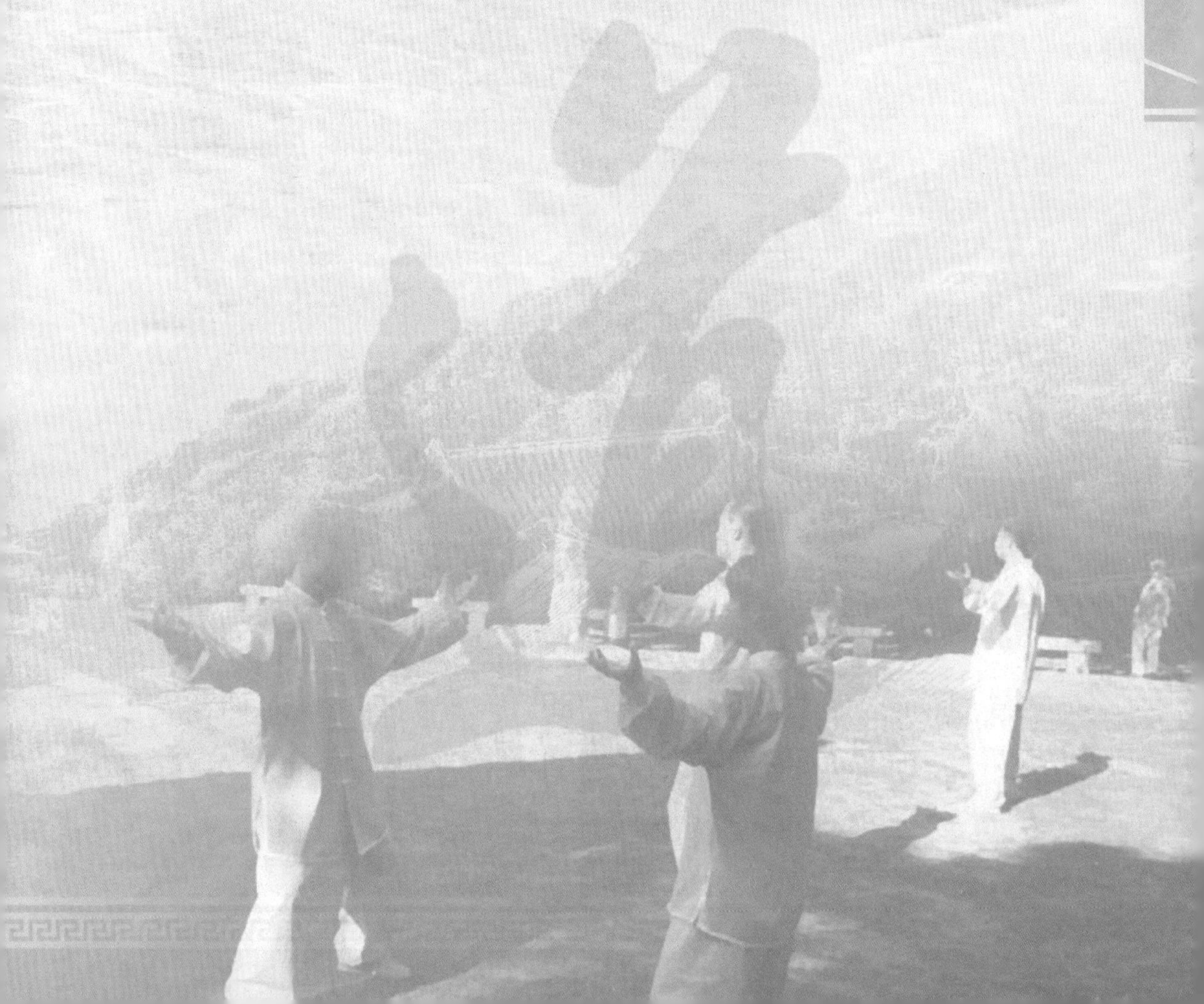

"六呼吸"与"图形文字"

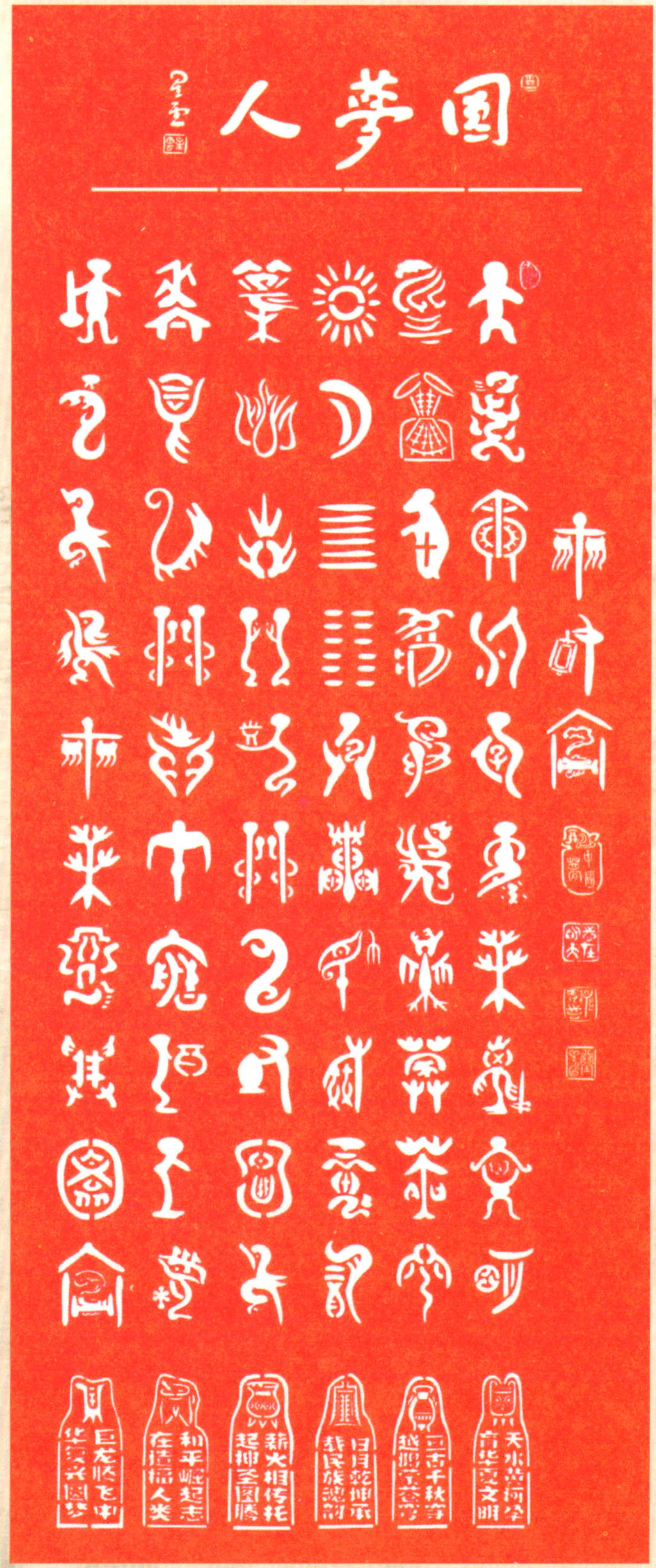

星云大师为《中国梦》题写"圆梦人"，寓意："圆健康中国之梦，圆中华民族腾飞之梦"。星云大师说："每一个中华儿女都是圆梦人，我们圆的是中国人的健康梦，圆的是民族昌盛、国泰民安之梦"。

译 文：

中国梦

天水黄河，孕育华夏文明；
亘古千秋，穿越鸿蒙苍穹；
日月乾坤，承载民族魂韵；
薪火相传，托起神圣图腾；
和平崛起，志在造福人类；
巨龙腾飞，中华复兴圆梦。

笔者在临摹中国古代书法"象形文字"的过程中，为博大精深的传统文化所打动，深深地感悟到，"象形文字"，是解读中国古文明的钥匙，透过文字的独特结构，可表现古人的自然场景、生活方式和事物逻辑，还展现出中国人爱美求善、驱邪纳福的文化印记，体现了人类生命在于运动的健康密码。笔者正是在传承原始灵感的基础上，将"呼吸六字诀"与大自然及人体的能量相融合，提炼和创编了"六呼吸"健身法。实践证明：这一方法对于调节人体的酸碱平衡、促进血液循环、恢复神经系统联系、提高人体的自然动律，都有明显的效果和作用。

“九拍打”的经穴与主治

十二经脉

足少阴肾经

本经体表循行部分起于足小趾之下，斜走足心，经内踝后侧，沿小腿、腘窝、大腿的内后侧上行，穿过脊柱。本经腧穴主治妇科病、前阴病、肾脏病等病证。

手太阴肺经

本经起于中焦，外行线起于侧胸上部，循行于上肢内侧前缘，止于拇指外侧端。主治咳嗽、气喘、咯血、咽喉痛等与肺脏有关的病证。

手阳明大肠经

本经起于食指外侧端，循行于上肢外侧的前缘，上走肩，入缺盆，从缺盆上走颈，经颈部入下齿，过人中沟，止于对侧鼻旁。主治头面五官疾患、热病、皮肤病、肠胃病等病证。

手少阳三焦经

本经起于无名指末端，循行于上肢外侧中间部，上肩，经颈部上行联系耳内及耳前后、面颊、目锐眦等部。主治头、目、耳、颊、咽喉、胸胁病和热病等病证。

手太阳小肠经

本经起于小指内侧端，循行于上肢外侧的后缘，绕行肩胛部，从缺盆上行至目外眦、耳，分支从面颊抵鼻，止于目内眦。主治头面五官病、热病等病证。

足阳明胃经

本经起于鼻旁，上行鼻根，沿着鼻外侧（承泣）下行，入上齿，环绕口唇，交会承浆，循行过下颌、耳前，止头角；主干线从颈下胸，体表部分循行于胸腹第二侧线，抵腹股沟处，下循下肢外侧前缘，止于第 2 趾外侧端；分支从膝下 3 寸和足背分出，分别到中趾和足大趾。主治胃肠病、头面五官病、皮肤病、热病等病证。

手厥阴心包经

本经起于胸中，体表循行部分出于侧胸上部，循行于上肢的中间部，入掌止于中指端；掌中分支止于无名指末端。主治心、心包、胸、胃等病证。

足少阳胆经

本经起于目外眦，向上到达额角，向后行至耳后（风池），经颈、肩部后下入缺盆；耳部支脉从耳后进入耳中，出走耳前，到目外眦后方；

外眦部支脉，从外眦部分出，下走大迎，上达目眶下，下行经颊车，由颈部向分出，下走大迎，上达目眶下，下行经颊车，由颈部向下合前脉于缺盆；从缺盆部发出的外行支，下经腋、侧胸、季胁部与前脉会合于髋关节部，再向下沿着大腿外侧、膝外侧、腓骨前、腓骨下段、外踝前至足背，沿足背下行止于第四趾外侧；足背分支止于足大趾。主治肝胆病，目、咽喉等病证。

足太阴脾经

本经起于足大趾，循行于小腿内侧的中间，至内踝上 8 寸后循行于小腿内侧的前缘，在膝股部内侧前缘循行。主治脾胃病、妇科、前阴病等病证。

足厥阴肝经

本经起于足大趾外侧，经足背、内踝前上行于大腿内侧，联系阴部，入体腔联系于胃、肝、胆、膈、胁肋，经咽喉上联目系，上行出于额部，与督脉交会于巅顶部。目系支脉下经颊里，环绕唇内。主治肝、胆、脾、胃病，妇科病，少腹、前阴病等病证。

足太阳膀胱经

本经起于目内眦，循行至头顶并入络脑；分

支至耳上角，在枕部分出两支向下，分别循行分布于背腰臀部，入内属膀胱络肾，向下贯臀，在腘窝相合后循行于小腿后侧，止于小趾外侧端。主调头面五官病，项、背、腰、下肢病证；位于背部两条侧线的背俞穴及其他腧穴主调相应的脏腑病证和有关的组织器官病证。

手少阴心经

本经起于心中，联系心系、肺、咽及目系，浅出腋下，循行于上肢内侧后缘，止于小指外侧端。主调心、胸、神志等病证。

任督二脉

任脉

本经起于小腹内，下出会阴部，向前上沿腹前正中线上行，经关元等穴至咽喉部，再上行环绕口唇，经过面部，进入目眶下，联系于目。本经循行于前正中线上，主一身之阴。可调少腹、脐腹、胃脘、胸、颈、咽喉、头面等局部病证。

督脉

本经起于小腹内，下出于会阴部，向后、向上行于脊柱的内部，上达项后进入脑内，上行巅顶，沿前额下行鼻柱，止于上唇内龈交穴。本经循行于躯体后正中线上，主一身之阳。主调神志病、热病、腰背、头项等病证。

重点穴位

百会

本穴位于后发际正中直上 7 寸；或当头部正中线与两耳尖连线的交点处。临床主治中风、痴呆、癫狂痫、癔病、头风、眩晕、耳鸣、惊悸、失眠、健忘、脱肛、阴挺、腹泻。按揉本穴可助阳气，通经脉，聪耳目。

劳宫

取穴时握拳，中指尖下是穴。临床主治中风昏迷、中暑、心痛、烦闷、癫狂痫、口疮、口臭、鹅掌风。按揉本穴可祛暑热，强掌力。

关元

本穴位于前正中线上，脐下 3 寸。临床主治中风脱证、虚劳冷惫、少腹疼痛、腹泻、痢疾、脱肛、疝气、五淋、便血、尿血、尿闭、尿频、遗精、阳痿、早泄、白浊、月经不调、痛经、经闭、崩漏、带下、阴挺、恶露不尽、胞衣不下。拍打本穴可调月经，壮胞宫，养先天。

神阙

本穴位于肚脐中央，又名脐中，是任督上的要穴，也是一个回阳固脱、健运脾胃的穴位。按揉神阙，可以使真气充盈、精神饱满、体力充沛、腰肌强壮、耳聪目明，轻身延年。临床主治腹痛肠鸣、慢性肠炎、泄利脱肛、中风脱症等。

命门

本穴位于肚脐正后方，第 2、3 腰椎棘突间。主治腰痛、遗尿、泄泻、阳痿、早泄、月经不调等。

腰眼

本穴位于在腰部，当第 4 腰椎棘突下，旁开约 3.5 寸凹陷中。临床主治腰痛、月经不调、带下、虚劳。拍打本穴可强腰膝，调月经，养形体。

臀中

本穴位于臀部，以大转子和坐骨结节连线为底边，向上作一等边三角形，其顶点即是。拍打本穴可以固腰膝，强筋骨。

足三里

本穴位于膝盖外侧缘下3寸，胫骨前嵴外1横指处。临床主治胃痛、呕吐、腹胀、腹泻、痢疾、便秘等胃肠诸疾，下肢痿痹，心悸、高血压、癫狂，虚劳诸症。按揉本穴可强身体，益气血，平阴阳，壮腰膝，是保健要穴。

膻中

本穴位于两乳头之间，胸骨线上。临床主治胸部疼痛、腹部疼痛、胸闷呼吸困难。对于舒缓心悸、哮喘、气短等有明显疗效。

曲泽

本穴位于肘前区，肘横纹中间，临床主治中暑、胃痛、呕吐、心悸、心痛，烦躁、臂痛等。

涌泉

本穴位于足底正中前1/3（凹陷处），临床主治昏厥、中暑、癫狂痫、小儿惊风、头痛、头晕、目眩、失眠、咯血、咽喉肿痛、喉痹、大便难、小便不利、足心热。按揉本穴可强脚力，合阴阳，调气血，补肝肾，降逆气。

备注

《三六九健身法》中的穴位位置和作用，以人民卫生出版社出版的《腧穴定位》（速查速记图典）为参考。

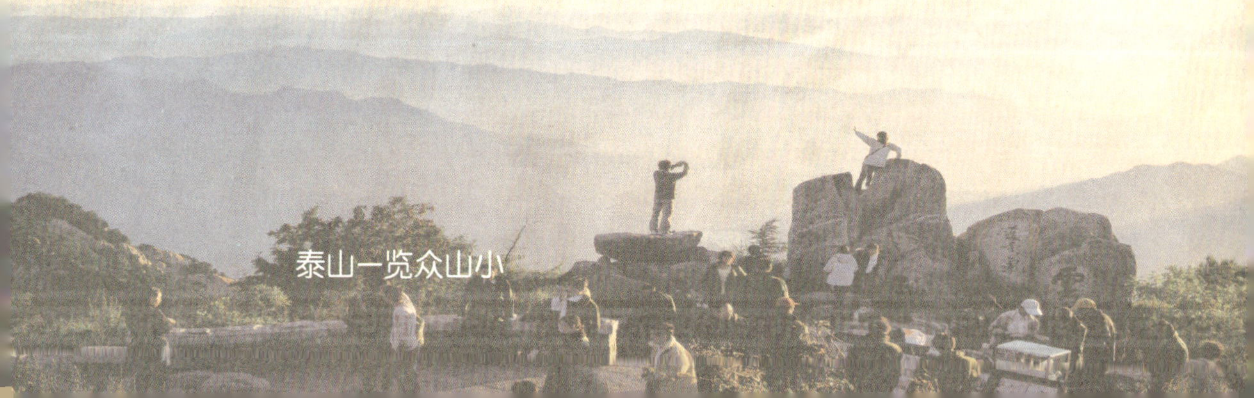

泰山一览众山小

"九拍打"功效原理

"九拍打"是这部健身法中的压轴大戏，是这部健身法能够起到长期保健作用的一个重要部分。所谓拍打，主要是按照经络腧穴中气血流注次序而在经络的体表循行特定区域与特定腧穴上进行叩、拍等动作。

经络是中医学中一个特殊的认识内容，既有结构认识的基础，也有哲学理论的归纳。简单说，经络就是人体运行气血的通路。这就像城市里的地铁一样，地铁的线路就是经络的所在，每一个站点即是腧穴的位置，地铁上的乘客就是需要运输的气血等营养物质。正是因为有了这样的气血运行道路，才使得人体能够成为一个统一的整体，相互之间有着联系与相互的作用。经络的严格定义是：经络是经脉和络脉的总称，是运行全身气血，联络脏腑形体官窍，沟通上下内外，感应传导信息的通路系统，是人体结构的重要组成部分。

经络分为经脉和络脉两大类。经脉的“经”，有路径、途径之意。可见，经脉是经络系统中的主干，即主要通路。络脉的“络”，有联络、网络之意。可见络脉是经脉的分支，错综联络，遍布全身。对于经脉和络脉的区别，中医认为：经脉多深而不见，行于分肉之间，络脉多浮而常见，行于体表较浅部位；经脉较粗大，络脉较细小；经脉以纵行为主，络脉则纵横交错，网络全身。经脉和络脉虽有区别，但两者紧密相连，共同构成人体的经络系统，担负着运行气血，联络沟通等作用，将体内五脏六腑、四肢百骸、五官九窍、皮肉筋脉等联结成一个有机的整体。“九拍打”中所提到的经络系统主要以经脉为主，有提纲挈领之意。

经脉是经络系统的主干，主要有正经和奇经之分。正经有十二条，故又称“十二正经”或“十二经脉”，包括手三阴经、足三阴经、手三阳经、足三阳经。十二正经有一定的起止，一定的循行部位和交接顺序，在肢体的分布及走向有一定的规律，与脏腑有直接的络属关系，相互之间也有表里关系。十二正经是气血运行的主要通道。奇经有八条，即督脉、任脉、冲脉、带脉、阴跷脉、阳跷脉、阴维脉、阳维脉，合称为"奇经八脉"。奇经具有统率、联络和调节十二经脉中气血的作用。奇经八脉与十二经脉不同，与脏腑没有直接的属络关系，相互之间也无表里关系，往往流入奇经八脉中的气血不再逆流回十二正经，有如大海与河流的关系。

拍打经络的奇效：

第一，拍打经络可以起到由外（体表）而内（脏腑）的保健作用。内在脏腑与外周体表肢节的联系主要是通过十二经脉的沟通作用来实现的。十二经脉中，手之三阴三阳经，循行于上肢内外侧，足之三阴三阳经，循行于下肢内外侧。每条经脉对内与脏腑发生特定的属络关系，对外联络筋肉、关节和皮肤，即十二经筋与十二皮部。外周体表的筋肉、皮肤组织及肢节等，通过十二经脉的内属外连而与内在脏腑相互沟通。经络中循行的气血是由脏腑中储存的精气所转化的，很多时候体表的不适与病变是内部脏腑气血病变的外在反应，同样，通过刺激体表经络的循行路径可以调理气血

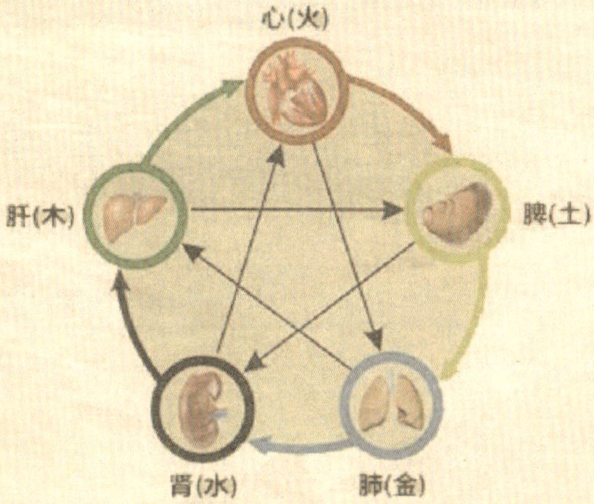

的输布，从而保证脏腑功能的正常。

第二，拍打经络可以起到由此（脏腑）及彼（脏腑）的保健作用。脏腑之间的联系，也与经络的沟通联系密切相关。十二经脉中，每一经都分别属络一脏和一腑，这是脏腑相合理论的主要结构基础。如手太阴经属肺络大肠，手阳明经属大肠络肺等。某些经脉除属络特定内脏外，还联系多个脏腑。如足少阴肾经，不但属肾络膀胱，还贯肝，入肺，络心，注胸中接心包；足厥阴肝经，除属肝络胆外，还挟胃、注肺中等。也有多条经脉同入一脏的情况，如手太阴经属肺，手阳明经络肺，足厥阴经注肺，足少阴经入肺，手少阴经过肺等。此外，还有经别补正经之不足，如足阳明、足少阳及足太阳的经别都通过心。这样，就构成了脏腑之间的多种联系。所以，拍打体表经络的循行区域或特定腧穴，既可以加强相关脏腑之间的联系，还可以调理相关脏腑之间的协调性。

第三，拍打经络可以起到由体（形体）到用（功能）的保健作用。经络系统通过相互之间的沟通联系、运输渗灌气血作用与经气的感受和负载信息的作用，对各脏腑形体官窍的功能活动进行调节，使人体复杂的生理功能相互协调，维持阴阳动态平衡。经络的调节作用，可促使人体机能活动恢复平衡协调。实验证明，激活有关经脉穴位，可以对脏腑机能产生调整作用，而且在病理情况下尤为明显。如按揉足阳明胃经的足三里穴，可调节胃的蠕动与分泌机能。当胃的机能低下时给予轻刺激，可使胃的收缩加强，胃液浓度增加；当胃处于亢奋状态时给予重刺激，则可引起抑制性效应。又如按揉手厥阴心包经的内关穴，既可使心动加速，在某些情况下，又可抑制心动，故该穴在临床上既可治心动过缓，又可治心动过速。可见,经络的调节作用既有助于体(结构)的正常，又可以保证用(功能)的正常。

由此可见，“九拍打”这一步骤既能够疏通经络以联系人体内外，又可以调理气血以维持阴阳平衡。

《泰山养生赋》
——“九拍打”寓意解读

提示

泰山养生赋，即“九拍打”意念的内容解读，是一部以儒、释、道、医，《黄帝内经》《泰山金刚经》《道德经》《易经》等多家经典著作的哲学养生理念为基础，以中国传统的养生文化为载体，吸收周易、气功、太极之精华，提炼创编的哲学养生文化经典。

该养生赋，顺乎人与自然的交流，注重心与心的沟通，倡导天人合一，合乎虚无之妙，阴阳动静之机，五行生克之运，破解生命密码，平衡人生天平。学者欲得其真，必先修齐德行，练其心性，明其理法，证其功用。进而达到悟之有妙、练之有效、明之有理、受之有道的境界。通篇读来，尽其蕴，体其真，明其用。

泰山养生赋

《泰山养生赋》A版

一轮红日，心中冉起；赤霞如火，神明纲纪；

地气以明，山水晨曦；手足圆合，虚白大地；

泰山罡肇，圣水保息；天地交泰，万物开辟；

百会通天，涌泉接地；日月躬行，天地呼吸；

上开神韵，紫气环身；清风入口，浊阴消沉；

仙人指路，济世华人；神鹊问道，圣丹爇熏；

保元固本，正气养心；平衡为福，中道太极；

传承五行，九曲周易；政清民和，聚守补习；

怀中抱月，独攀天梯；宁静致远，坐地千里；

三光聚顶，大道如尊；光我同体，天开九门；

淡泊虚谷，飞天九阙；天地同春，宇宙同心；

六经为川，换骨强筋；八仙闹海，妙手回春；

涌动山河，根源天地；大日场能，神元授记；

虚室生白，空心智虑；真气皈元，金乌保密；

三咽五叩，气沉海丹；血气壮行，顺治隆庆；

还精补髓，宽怀理气；保肝和胃，强肾健脾；

任督营卫，中脉一统；经络融泰，颐养心肌；

精气神来，心舒胆利；阴阳补正，纲常形志；

龙虎守护，刚柔相济；性命双修，生生不息；

虚中有实，动静存奇；形神朴备，天人合一；

指点三江，激扬文字；天马行空，龙跃天池；

飞龙在天，乾坤奉至；弘德泽民，真神真谛；

厚德载物，藏相养智；积善明德，千祥云集；

十年磨剑，百年砺志；千年养生，万年胎息；

首尾相接，一元复始；时来运转，平安福地；

五指开天，神龙盘踞；青帝临凡，长生无极；

感应道交，融入天地；无物无我，九九归一。

解读《泰山养生赋》

《泰山养生赋》B版

一轮红日 心中冉起

一轮红日由心中冉冉升起，有太阳，就有了天地万物之能量，红日在胸，万物相融，心胸宽广，血气充盈。

赤霞如火 神明纲纪

如火赤霞，定纲天下，自大日出，普照万物，阴阳交替，万物纲纪，在天为星汉，在地为山川，在人为筋骨脉络，赤霞喷，纲纪正，人体健，万物顺。

地气以明 山水晨曦

送秋风之肃杀，迎晨光照天下，秋霜覆盖，明朗地气，阴精收敛，舒展阳气，清洁心理，呼吸精气，为人类身心注能量，为万物普撒营养。

手足圆合 虚白大地

人与万物，皆为手足，太虚无形，唯道集虚，方寸之心，虚静为无，收可相容万物，发可通达宇宙，意念瞬间可进入太虚，气之本体，聚散有道。

泰山罡肇 圣水保息

所滋所养黄河水，所依所靠泰山魂，孕育文明，承载魂韵，北斗天罡，落凡而成，护佑民众，繁衍自生。

天地交泰 万物开辟

念天地阴阳相交，上下万物得以遂其生，所生之气，转化为精，精转为神，神转为明，天地通泰，顺天而动。

百会通天　涌泉接地

百会为通天之路，接苍天之气，滋养万种，涌泉为接地之穴，接通大地，吸大地坤养之力，壮骨强身，强心健神，哺育万物。

日月躬行　天地呼吸

太阳躬行，月亮不息，日月健行，勤进不已，念天地之呼吸，吐故纳新，交换浊清两气，呼风唤雨，滋养天下万物，以德润人，生命之力永不枯竭。

上开神韵　紫气环身

天开神韵，地气东来，晨光普照，紫气环身，人与万物，吸天地精气之清阳，蓄大地生命之能量，正气充盈身心，邪气侵入无门。

清风入口 浊阴消沉

清阳上行，上升为天，化生精气入肺腑，营养心灵，化气为能，浊阴下沉为地，构成万物之体，所生糟粕经二阴排出，搅海吞津，循环往复。

仙人指路 济世华人

信仰不足，生活低俗，人在私欲里挣扎，明争暗斗，必伤心身。冲破迷雾，返璞归真，升华精神，大公无私，念天意之中正慈悲，周济万物，仁义为真。

神鹊问道 圣丹爇熏

rùo xūn

神阙为人体长寿之穴，乃生命之门，想象灸熏肚脐，启动先天真息，圣丹燃烧，上下丹田交修，打通大小周天，气而化生，精固畅神，如扁鹊问道，永葆青春。

保元固本 正气养心

元气是太虚之气，散为万殊，合则混然，保固元气，真气沉丹，五脏滋润，巩固人本，元气归根，邪不可干。

平衡为福 中道太极

一阴一阳谓之道，偏阴偏阳谓之疾，中道和谐谓之源，阴平阳秘谓之衡，大中至正，齐平如衡，敦和之气，万物齐生，中道和谐，天理自通。

传承五行 九曲周易

阴阳为万物之本源，五行为构成万物之元素，人之身体与万物无不体现五行之本质，传承五行，相辅相成，阴阳消长，九曲养生。

政清民和　聚守补习

政清民和，儒释道民，仁义无空，博大精深，正气养心，功发于心，身正心清，心清身平，身平聚能，去邪安正。

怀中抱月　独攀天梯

日自胸出，明月入怀，怀中抱月，信步九重，日月之光，能量无限，天人合一，人神归圆，人随乾行，鸡之晨鸣，神九飞天，月之柔行，人似坤静，夜寂风清。

宁静致远　坐地千里

心即宇宙，宇宙我心，心静为宁，体静则生，心之宁静，脱俗还精，使境界崇高深远，心思所致，现实立见，小能入微，大可通天，静而能得，五志舒和。

三光聚顶 大道如尊

"三光"（日光、月光、星光）同时出现，天地日月同辉，大象无形，积蓄元真，大道至简，静水流深，慈悲为怀，立命为根。

光我同体 天开九门

光我一体，方开九门，天地同行，身心合顺，强身健体，贵在用天地能量指导气质变化，加强修养，提升气质，融合天地之性，心不养自安，身不练自健。

淡泊虚谷 飞天九阙

虚怀若谷，心地坦荡，淡泊名利，胸怀宽广，清净自守，无奢外求，聚集能量，如心灵插上翅膀，与风同行，直上云宫。

天地同春 宇宙同心

你与天地同春，我与宇宙同心，天下万物是一家，人神无别，人与万物共命运，物人无分，同饮日月之甘露，共吸天地之养分，天地人心。

六经为川 换骨强筋

人身六经（太阳、太阴、少阳、少阴、阳明、厥阴），为血气之川，腑脏经络贯通，人体阴阳辨证，气血饱满，互为根源，阴不过衰，阳不过盛，滋阴补阳，根源同行。

八仙闹海 妙手回春

人间病痛，心理最重，多做好事，心安理应，调整意念，消除病痛，仙人送花，神到心明，观音牵手可回春。八仙闹海显神通，慈祥大爱，护佑众生。

涌动山河　根源天地

精神根本在于天地，志向远大在于胸怀，心胸开阔则乾动泰山，心地善良则涌动黄河，与万物同源，能量则充足，精力则不溃竭。

大日场能　神元授记

太阳产生能量，人类创造智慧，意念与太阳则产生无穷能量，太阳之神，力量之源，所思所想，自然景观，聚能生气，积气生精，炼气化神，祛病强身。

虚室生白　空心智虑

心室空阔，充满阳光，明澈清朗，无物质之痕，无名利之印，不思巧智，不虑利名，心境毫无负担，经络自然条顺，心室明明亮亮，气血自然通畅。

真气皈元 金乌保密

先天元气与后天水谷之气作用于丹田，真气逆任督二脉，冲通遍身经络，真气过脉，经络畅通，化气为神，练神还虚，使人恬淡虚无，精劲内守，生命返璞归元，进入天人合一的本元之境。

三咽五叩 气沉海丹

三咽之气（天、地、真气），激活生命原动力，五叩之气，即阴消阳长之金气，阳消阴长之木气，重阳极限之火气，重阴极限之水气，阴阳平衡之土气。五行之气，万物不离，三咽五叩，凝神练气，排浊化精，天人融一。

血气壮行 顺治隆庆

血气盛旺，身强胆壮，帝王顺治，精神阳刚，胆大不惧，敢作敢当，帝王隆庆，血气流畅，不争不夺，激流勇退，敢收敢放。

还精补髓 宽怀理气

采天地之灵气，聚水谷之精气，解脑精之疲劳，理清神爽，强精补能，公者宽容，气正理明，心怀万物，天理流行，滋养脑精，乾动充盈。

保肝和胃 强肾健脾

肝胃肾脾，至关身体，胃肠受寒，肝火上提，肾脏亏损，脾虚神疲。五脏为本，健心强肾，平肝意火，脾胃温和，调肝养脾，补中益气，滋阴潜阳，强壮身肌。

任督营卫 中脉一统

激活任督，血气通畅，营气增强，壮足五脏，充实卫气，提高免疫，中脉盛旺，生命之场，中脉统领，身板如刚。

经络融泰 颐养心肌

颐养之法，经络天合，万物太极，性命相托，血气融合，太虚之脉，天力相佐，天地能量，永不枯竭，身心无劳，永不间歇。

精气神来 心舒胆利

人之三宝“精气神”，起源为“精”，维持为“气”，体现为“神”，三者相生，相滋相润，神清气足，炼气化神，精气充盈，精神振奋。

阴阳补正，纲常形志

阴平阳秘，世间纲常，乾坤变化，不离阴阳，天地中正，开阔心胸，气血调和，经络畅通，阴阳和谐，纠偏补正。

龙虎守护 刚柔相济

猛虎上山，蛟龙探海，气势勇猛，精力旺盛，气韵充足，精神养生，刚柔相济，直入神境，刚者神现，柔者魄生，龙虎守护，静怡和平。

性命双修 生生不息

性为意识，命为外形，性命双修，大化生命，修性境界，一灵炯炯，以动养神，以神养形，形神兼备，利物济生。

虚中有实 动静存奇

有虚有实，虚实相济，养气还神，练神还虚，虚实结合，养气补根，气沉丹田，上体虚灵，练养相兼，复命归根。

形神朴备 天人合一

神明形气一体，物质精神相依，无形不生，无神不立，神形一体，天人合璧，形神兼修，气壮神怡，神明精气，形神合一。

指点三江 激扬文字

三江大流，生命之源，时而逶迤细浪，涓涓细流，情意绵绵，升华境界，保固先天；时而狂波巨流，心潮滚翻，让人振奋，调摄后天。从江河运动中汲取精神营养，咏诗言志，抒发情怀，咏叹江河之美。

天马行空 龙跃天池

意念安衤卜，调正万物，提高心境，壮胆提神，一念之间，只身便是天马，是飞龙。动则穿越鸿蒙苍穹，静则坐如磐石劲松。龙马精神，化合而生，人神交往，天地同行。

飞龙在天　乾坤奉至

如飞龙在天，鱼归大海，自由驰骋，不懈不息，动静有度，刚柔相济，左右逢源，阴阳得体，做人心中要有"龙德"，才能领之以先，率之以正，胸怀天下。

弘德泽民　真神真谛

养生大道，重在精神，弘扬大德，超出自身，真神真谛，惠泽苍生，施德于人，关爱民众，不动而动，以静制动，气血流畅，大道养生。

厚德载物　藏相养智

大地楷模，载物厚德，无私无我，崇高道德，颐养美德，笃志博学，克制欲望，无欲无恶，勿纵淫欲，远离诱惑，天人相容，智慧超绝。

积善明德 千祥云集

人有天性，是曰“明德”，积善成德，助人为乐，仁义礼智，神明自得，与人为善，人间祥和，积善明德，吉祥自得。

十年磨剑 百年砺志

人不可一日无德，体不可一日不练，十年磨剑，水到渠成，百年砺志，德到功成，长寿养生，老少皆通，大公无私，体健充盈。

千年养生 万年胎息

百年祛病，千年养生，胎息立命，掷地有声，利用冥想，吐息放缓，控制呼吸，胎息回元。千年养生最大是胎息，万年生命根本是元气。

首尾相接　一元复始

日月光华，旦复旦兮，春华秋实，周而复始，易有太极，始生两仪，阴阳万物，两仪交替，天地相参，日月同理，滋养脏腑，防病祛疾，一元复始，生生不息。

时来运转　平安福地

天有大德，平安是福，通于天气，地大不计，天供五气，地供五香，五运之气，生克相当，不顺之时，切安勿躁，时来运转，开门大吉。

五指开天　神龙盘踞

五指有灵，可开苍天，神龙点地，创造奇迹，人与神通，惊动天地，天为之开，地为之辟，天之乾力，神龙成之，顺者入心，与道冥一。

青帝临凡 长生无极

春神青帝，主宰万物发生，青帝临凡，长生无极，生育之地，府邸灵仙，万物有青帝保护，生命直通于天。

感应道交 融入天地

意念超凡，磁场无边，源于丹田，能量无限，大道有灵，进入太虚，无限可分，天人无间，顺应天地，复归丹田。

无物无我 九九归一

一者太虚，万物不能不散为太虚，气不能不聚为万物，太虚之下，无我无他，万物一体，人神无别，心神恬静，神情愉悦，生化不息，万物归一。

解读

泰山养生赋，即“九拍打”寓意解读，彰显的是中华文化的博大，展现的是中华传统医学的精深，弘扬的是儒释道文化的神奇，显现的是修身立命的奥秘！

附录

一二三健身法（六字诀健身法）

养心斋

- 健康养心的要点提示
- 健康养心的方法和案例

美食坊

- 健康长寿从饮食开始
- 四季养生之道（饮食）

一分钟健身法（健康养生“10+1”）

五草保健康（泡脚）

部分练习案例

“十常”养生法

一二三健身法

——六字诀健身法

口诀：早起按拍练健

“一二三健身法”，又名“六字诀健身法”（**早起按拍练健**），是应中老年朋友的要求，在“三六九健身法”基础上，提炼、浓缩而成的。“一二三健身法”，虽然仅有六个字，但遵循的是从早到晚一整天的活动规律、健康理念和生活方式，大家一看就懂、一学就会、一做就管用，而且每个人都能记得住，做得到。

早晨醒来“一二三”：即一伸腰，二转舌，三蹬脚。一伸腰，动作：早晨醒来，用力伸3~5个懒腰。二转舌，动作：舌尖顺时针方向，在牙根外、嘴唇内顺时针转舌13~16圈，再逆转13~16圈，然后唾液咽下。三蹬脚，动作：两手交叉抱头，两腿抬起蹬脚16~21圈（图78）。

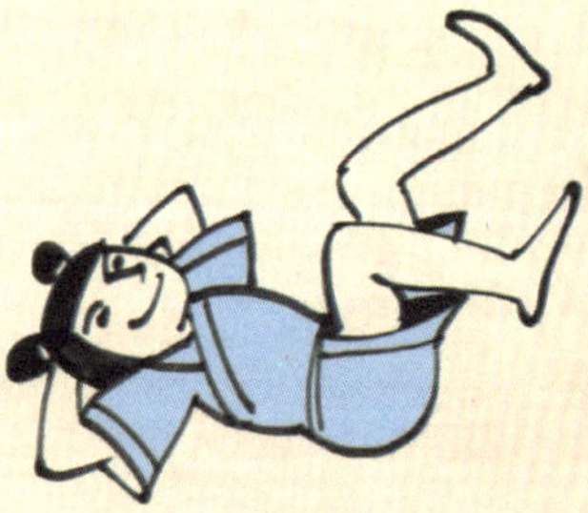

图78

起床之后“一二三”：即一叩齿，二搓脸，三呼吸。一叩齿，动作：合唇叩齿100次，同时两手按揉两膝盖顺逆各50次（图79），之后喝

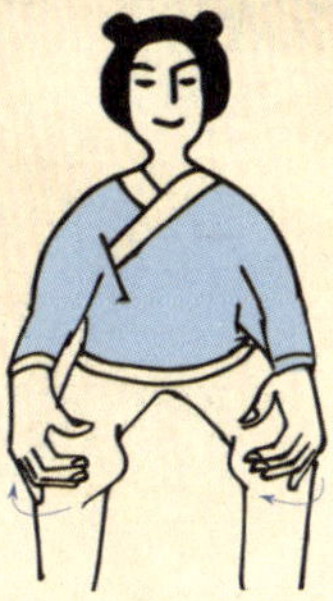
图79

完一杯温开水，排空大小便。二搓脸，动作：双手心对搓2~3个节拍，之后双手搓脸3~5个节拍。三呼吸，即呼吸三口气，动作：一将高天之气慢慢吸入口中。动作：两手掌抬起举过头顶后分开抱球（图80），用鼻子吸满气（吸气时扩张腹部，胸部不动，5~10秒），再将天地之气收至丹田（身体重心前移，5~10秒），藏于下焦（重心后移，5~10秒）；接地通天（重心前移，5~10秒），脚趾收缩抓地，慢慢起身，浊气吐出，精气咽下（吐气时收缩腹部，胸部不动）。要点：用嘴吐气时，半张口，舌上翘，吐出一个“喝”字。二将大地之气慢慢吸入口中，动作：同上。要点：用嘴吐气时，两唇后收，上下齿合而有缝，吐出一个“思”字。三将日月之气慢慢吸入口中，动作：同上。要点：用嘴吐气时，呈圆口型，舌放平前伸，吐出一个“呼”字。

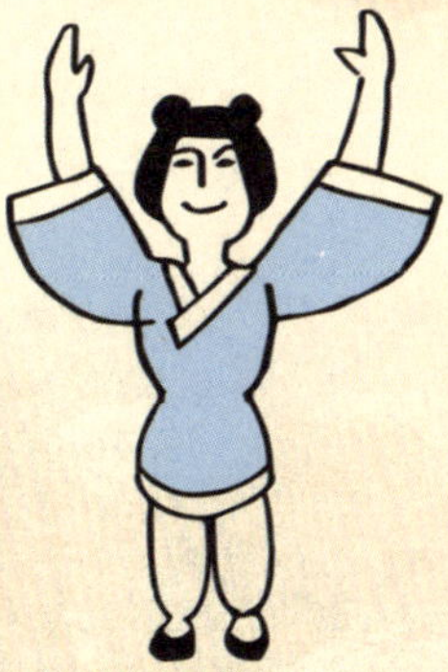
图80

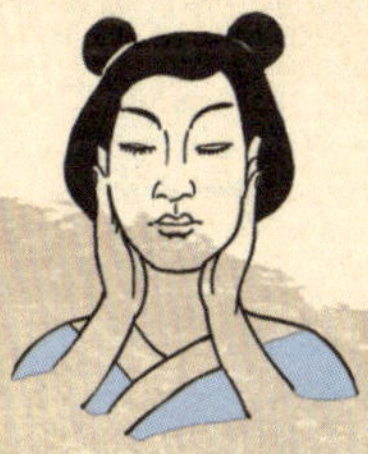
图81

按揉穴位“一二三”：即一按揉耳朵（上），二按揉合谷（中），三按揉足三里（下）。一

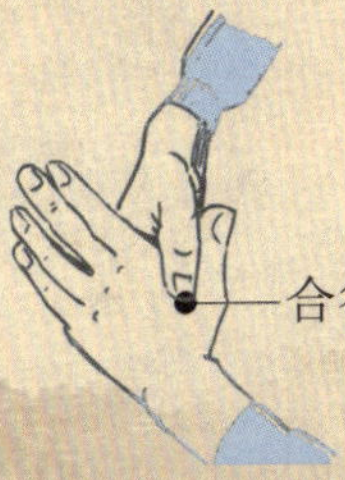

图82

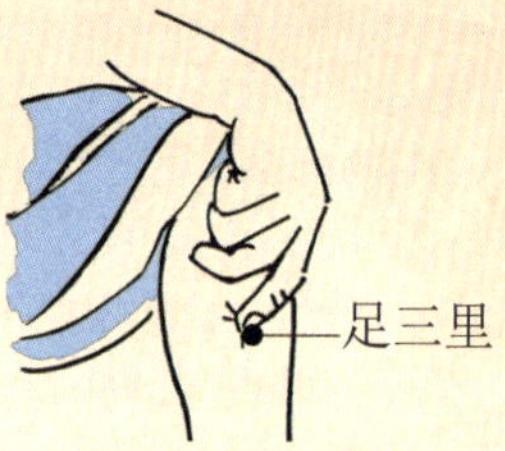

图83

按耳门（耳根），动作：双手按揉两耳朵根 3~5 个节拍，配合按揉两耳身 2~3 个节拍（图 81），酌情按揉迎香、赞竹、睛明等穴位。二按合谷，动作：拇指按揉合谷，同时食指捏住大鱼际一并按揉 3~5 个节拍（图 82），酌情按揉内关。三按揉足三里，动作：两手拇指和无名指按住阴陵泉和阳陵泉，两手食指按住足三里，一并按揉 3~5 个节拍（图 83），酌情按揉三阴交、涌泉。

拍打经络"一二三"：即一拍前，二拍后，三拍左右手。一拍前，动作：两掌从足五里向上拍打，经气冲至膻中结束。二拍后，动作：两掌从附分、神堂开始向下经委中，拍至昆仑结束。三拍左右手，动作：右手掌从左臂（内侧）云门开始向下拍，至中冲再转至手背的关冲，经曲池拍至天冲结束。之后，两掌交换拍打（动作同上）。

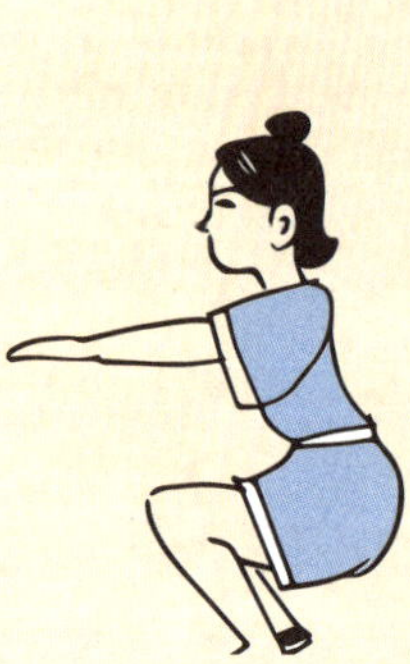
图84

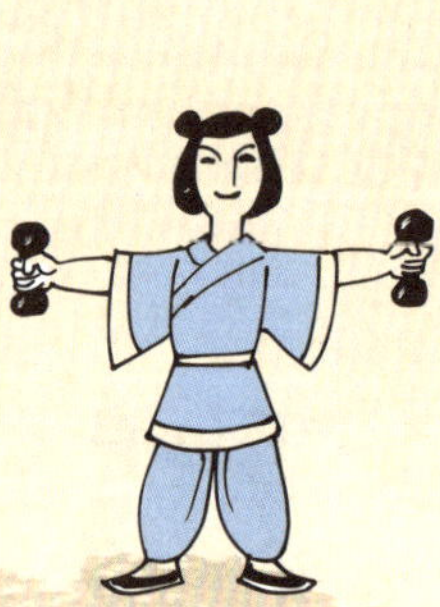
图85

练习负重"一二三"：即一下蹲，二扩胸，三写字。一下蹲（图 84），动作：选一弹性物垫，自然站立，两腿下蹲（3~5 个节拍，下蹲时吸气，起身时吐气，老年人可借助桌椅进行）。二扩胸，动作：自然站立，手握哑铃（也可用两瓶矿泉水代替哑铃），先做扩胸运动（3~5个节拍，图85）；之后双臂上下交叉运动（5~6个节拍，图86）。三写字，即用头写名字，动作：按笔画顺序慢慢写出自己的名字（或者另外写三字），每写一个字呼吸一口气，速度要慢，动作要到位。

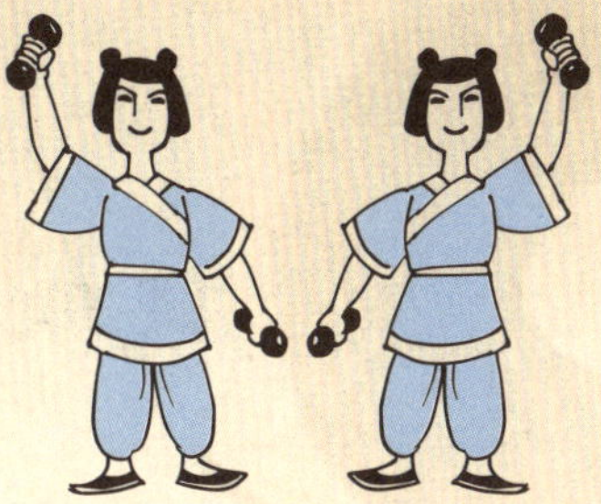
图86

健身睡前“一二三”：即一泡脚，二拍脚，三踮脚。一泡脚，动作：用温热水泡脚30分钟（使用足浴液效果更好），同时收听《泰山养生赋》。二拍脚，动作：先按揉足部要穴（2~3个节拍），之后两手劳宫分别拍打两足底涌泉各300~600次，男士先拍右脚、女士先拍左脚（图87）。三踮脚，动作：两脚后跟上下颤抖（5~7个节拍，图88），之后平坐或卧床，两腿伸出脚尖朝上，脚尖用力向胸部方向勾转2~3个节拍。

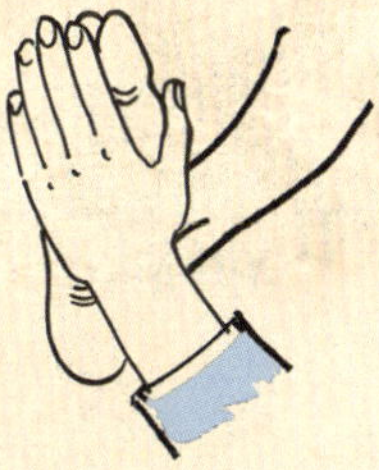
图87

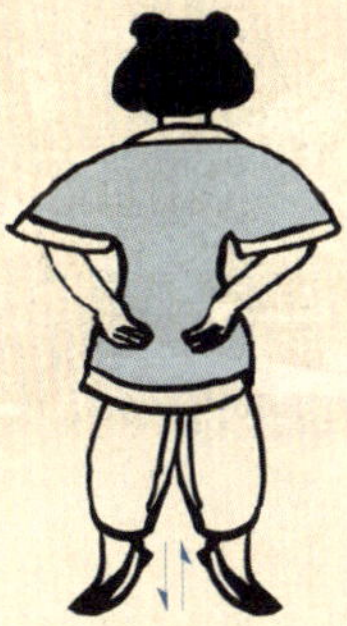
图88

*要点提示：每天配合练习“六字诀”再做两件事：一是每天坚持喝完上午三杯（6:30、9:00、11:00）、下午三杯（2:00、4:00、8:00）温开水；二是每天睡前卧床时双手按揉腹部（顺逆）各21圈。

养心斋

健康养心的要点提示

中医的最高境界是养生，养生的最高境界是养心，古人云："天下根本，人心而已""正心存内，邪不可干"。心可主宰脏腑，协调全身。养生治病当以养心为先。以对国内外1400多名百岁寿星的调查统计为例，这些寿星们唯一的共性和特点就是乐观，乐观、还是乐观！可见，"乐观"是长寿的秘诀，是健康的金钥匙。一"心静"是心理平衡的特效药。心静则气和，气和则血顺，血顺则精充神旺，静心定神，方能稳定情绪，增加快乐。二"微笑"是心理平衡的营养素。微笑可以刺激人体分泌多巴胺，使人产生快感，还能释放压力，降低血压。三"话疗"是心理平衡的排泄阀。通过人与人之间的沟通与交流，可排除烦恼，恢复开朗和快乐。四"朋友"是心理平衡的消火栓。孤独的心理有可能引起内分泌紊乱和免疫力下降，广交朋友，方能延年益寿。五"宽容"是心理平衡的保护伞。吃亏、误解、受委屈不可避免，学会宽容，心理就平衡，心情就快乐。六"淡泊"是心理平衡的不老丹。"难得糊涂"是郑板桥的名言，遇事要潇洒大度，保持愉悦的心情和内心的满足，也有利于健康长寿。

养心斋

我的健康我做主

——健康养心的方法和案例

养生的最高境界是养心。好的心态，可以使你战胜困难，解除烦恼，获得快乐生活；快乐的心态，可以淬炼人智、净化人们的心灵；积极的心态，可以帮助我们获得健康和幸福。一个人特别心烦意乱的时候，应针对本人情况，采取相应方法，只有选对方法，才能对号入座，解除烦恼，消除疾患。

一、自我入静法

自我入静，即安心定神。主要方法是克制，静下心来，尽全力忘记所有烦恼的事，可以从 1 开始默默地读数字，一直读到心静为止。结论：今天再大的事，到了明天就是小事，今天再重要的事，到了明天就是故事。案例：王女士，现年 65 岁，现居山东泰安市。王女士退休后，因家庭、工作等原因，心里特别烦恼，整天睡不好觉，心情也不好。自从练习“三六九健身法”，收听《泰山养生赋》之后，学会了安心静养，收效明显，心态平衡了，精神状态也好了。

二、自我忘记法

自我忘记，即消化排除。消除烦恼最好的办法是排除，选安静之地闭目静声，尽量回忆高兴的事，把不愉快的事一件一件排出来，然后逐件化解，直到高兴满意为止。结论：掏心掏肺心力交瘁，没心没肺活得不累。案例：李女士，62岁，现居山东泰安市。李女士退休后，心情特别烦躁，整天睡不好，精神状态也不好。后来坚持练习“三六九健身法”，收听《泰山养生赋》，用了自我忘记法，情况逐步好转，睡眠改善了，心也不烦躁了，而且还找到了自己乐意干的事业。

三、自我化解法

自我化解，即化解转移。心中窝着气，随时要发作时，为了平衡心态，可找一空旷地大喊大叫或者大声唱歌，也可以撕碎旧报纸等。结论：心简单，世界就简单，心自由，生活就自由，得意时要看淡，失意时要看开。案例：郭先生，现年66岁，现居山东济南市历下区。郭先生早年患有焦虑症，总觉得心里窝气，发泄不出，整天睡不好觉，怨天尤人，精神状态也很差，后来坚持练习“三六九健身法”，收听《泰山养生赋》，精神状态好了，心不烦了，睡眠也好了。

四、自我按摩法

自我按摩，即穴位按揉。主要方法是按揉头、手、足三要穴。先按揉头部，通苍天之神力；再按揉双手，化日月之阴阳；后按揉下肢，接大地之精气。结论：激活经络之气，消除烦躁、解除忧愁、提高睡眠、安定心神。案例：王先生，现年 55 岁，现居山东滨州市滨城区。王先生曾因家庭、就业等原因一度非常烦躁，心情很不好，心理压力特别大，一夜之间白了头发。自从坚持练习“三六九健身法”和收听《泰山养生赋》，特别是定期按揉头、手、足部分要穴之后，情况有了明显改变，心里不烦躁了，心情好了，精神状态也好了。

五、自我呼吸法

自我呼吸，即呼吸静心。选择一处清静之地，放松静养，双目闭合，调匀呼吸，意守丹田，做深度呼吸，通过腹式呼吸，调理一身之气，达到吐故纳新，消除心理烦恼的目的。结论：安神定躁，心平气正，静谧祥和。案例：孙先生，64 岁，现居山东泰安市。孙先生退休之后，有一段时间心情特别烦躁，耳朵出现耳鸣，睡觉不好，心情郁闷，精神不振，无所适从，整天昏昏沉沉。自从练习“三六九健身法”和收听《泰山养生赋》，特别是坚持做腹式呼吸之后，情况迅速好转，心里不烦了，睡眠好了，精神状态也好了。

六、自我拍打法

自我拍打，即拍打宣泄。适度拍打经络，传导动力，调整神经，实现身心感应，缓解精神压力，也是控制情绪，发泄排除烦恼的有效方法。结论：有本事没脾气，调控有度，发泄有方，不随意发怒，发怒是用别人的错误惩罚自己。案例：任女士，现年64岁，现居山东省滨州市。任女士曾因家中琐事，一度患上更年期综合征，长时间睡不着，心情烦恼，精神压力大，身体状况也不好。为此，任女士坚持每天做“三六九健身法”，并结合泡脚、收听《泰山养生赋》，心情明显好转，郁闷得以化解，睡眠也好了，烦恼也排除了，更年期症状也消失了，身体状况越来越好。

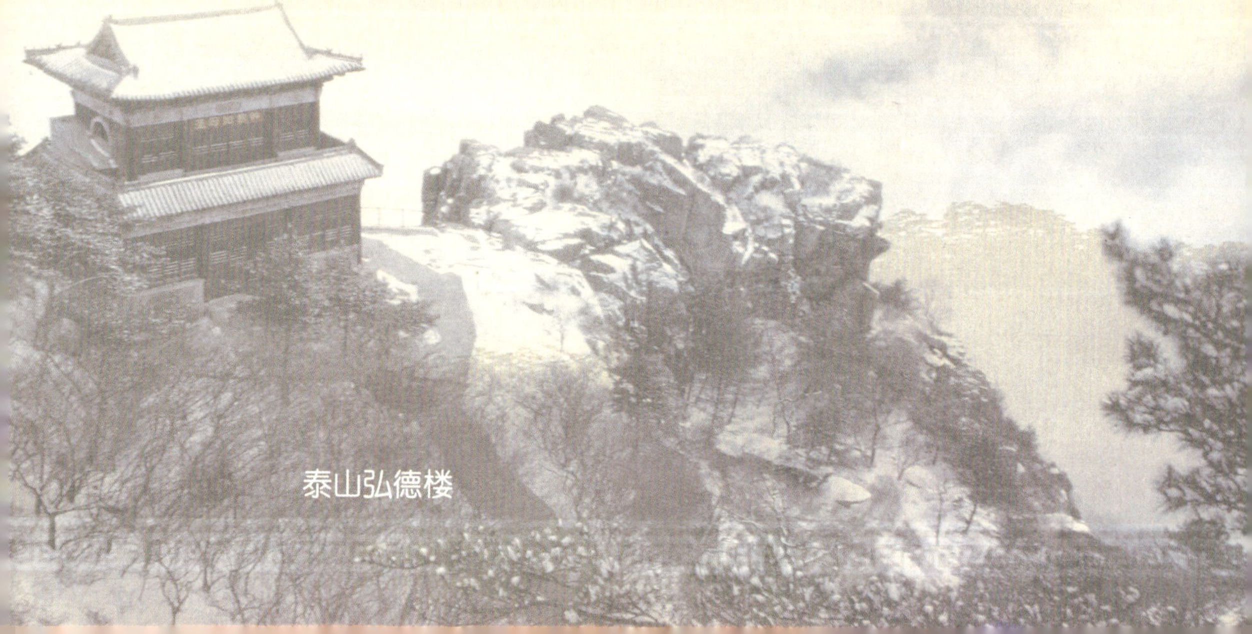

泰山弘德楼

美食坊

健康长寿从饮食开始

——饮食是健康养生的物质基础

中华饮食养生保健的历史源远流长，特别是伴随着长期的生活和实践，饮食养生越来越成为热点，各地流传了许多饮食养生的谚语：“少吃多滋味，多吃坏脾胃”；“少吃香，多吃伤”；“每餐八成饱，保你身体好”；“要活九十九，每餐留一口”等等。随着社会的发展和进步，平衡营养已成为饮食养生的主流，以世界卫生组织提供的平衡饮食六大营养素为例，蛋白质主要有鱼肉、禽畜肉，奶类和蛋类等提供；碳水化合物主要有粮食来提供；脂肪主要有荤菜、烹调油等提供；而蔬菜、水果可提供人体所需的维生素和矿物质等等。只要按比例摄入各类食物，方能及时合成免疫细胞，加强代谢，杀灭病菌，维护机体健康。当然，食物的味道各有不同，对脏腑所起的作用也不一样。只有合理安排饮食，肌体所需营养才能保证，五脏功能才能旺盛。中医学还注意了某些食物的特异性作用，如绿豆汤预防中暑，大蒜预防癌症，葱白预防感冒，萝卜粥预防头晕等。近年来，人们还主张用生山楂、红茶、燕麦降低血脂，预防动脉硬化，用玉米粥预防心血管疾病等，都是一些很好的方法。

美食坊

四季养生之道

一、春季（养肝）

春季养生应做到“五宜”：即，身体宜暖（防止外邪侵袭）、腿脚宜动（多做养生功）、饮食宜甘（多吃大枣、蜂蜜）、肌体宜补（增加滋补营养）、旧病宜防（顺应自然变化）。

春季饮食：可分为三个阶段，即，早春：适当吃些葱、姜、蒜、韭菜、荠菜等，祛散阴寒，助春阳生发，应少吃性寒食品。仲春：应少食油腻、生冷及刺激性食物，多吃些荠菜、马齿苋、竹笋、香椿等清淡食物。晚春：以清淡饮食为主，适当增加优质蛋白食物及蔬果，可多饮绿豆汤、赤豆汤、酸梅汤，不宜食羊肉、狗肉、辣椒等辛辣之品。总之，春天是生发的，肝气旺，脾气大，可适当吃些甜食，让肝缓缓地生发。春天还要有酸味，酸是入肝的，酸甘化阴，能够柔肝养阴，但不能一次食用太多酸性食品，否则违逆季节的生发之性，对肝脏功能不利，这是春天饮食的一个重要原则。

春季食谱

蔬菜类： 笋、香椿、菠菜、荠菜、韭菜、小白菜、青椒、山药。
水果类： 苹果、柑橘、香蕉、山楂、草莓、樱桃、梅子。
海鲜类： 海带、海蜇、带鱼、鲫鱼、虾。
肉蛋类： 鸡蛋、鸡肉、牛肉、羊肉、猪肉。
五　谷： 小麦、荞麦、玉米、小米。
饮　品： 茉莉花茶、菊花茶、莲子汤、萝卜汤、鲫鱼汤。

奇方妙用

韭菜炒羊肝

原料：韭菜200g，羊肝150g，生姜3片，葱白3段，花生油、精盐、味精适量。**制作：**将韭菜洗净并切段，羊肝洗净，切成片状。将铁锅烧热，倒入花生油烧热，先投入羊肝翻炒，待变色后，下韭菜、葱、姜、精盐，翻炒熟即可。**用法：**正常食用。**效用：**补肝明目，温肾固精。

玄参炖猪肝

原料：玄参15g，猪肝300g，花生油、淀粉、酱油、料酒、葱姜、精盐、味精适量。**制作：**玄参片洗净并用纱布包好，与猪肝同煮1小时，取出猪肝切片，将油锅烧热，放入生姜、葱煸炒，再放入猪肝片，加酱油、料酒少许，加入猪肝原汤，用淀粉勾芡，加入精盐即可。**用法：**正常食用。**效用：**滋阴补血，养肝明目。

二、夏季（养心）

夏季养生应做到“五清”：即，清心（心静自然清凉）、清食（多吃清淡食物）、清居（开窗通风换气）、清乐（不宜长途劳累）、清饮（多喝开水清茶）。

夏季饮食：宜苦、辛、酸、咸，少甜。适量摄取五味，对身体有益，但过量或不足，都会引起身体不适。夏季应以五谷杂粮为主，副食以豆类、蔬菜、水果、菌类为主，少食肉类。早晚进餐时可多喝一些粥，也可以在粥中加一点荷叶，有清热去暑、养胃清肠、生津止咳的功效。此外，夏天可以增加一点辛辣之味，但不能太多，太多了就会耗散阳气。苦味也要稍微减少一些，因为苦跟寒有联系。夏天的时候阳气在表，腹中虚寒，如果吃苦的多了，肠胃受不了，太寒了，寒上加霜，苦寒败胃，容易拉肚子。

夏季食谱

蔬菜类： 茼蒿、芹菜、西兰花、苦瓜、竹笋、洋葱、南瓜、黄瓜。

水果类： 柑橘、葡萄、草莓、西瓜、梨、甜瓜、桃。

海鲜类： 海带、海蜇、带鱼、鲫鱼。

肉蛋类： 鸡蛋、鸡肉、牛肉、羊肉。

五　谷： 绿豆、赤豆、小米、玉米、燕麦。

饮　品： 绿茶、决明子茶、绿豆汤、冬瓜汤、银耳百合汤。

奇方妙用

五味子茶

原料： 五味子适量，冰糖适量（五味子 10g，冰糖 5g）。**制作：** 将五味子洗净，用开水略烫，立刻捞出，放入茶杯内，加入冰糖，用开水冲泡。**用法：** 每日 3 次，饭后当茶饮用。**效用：** 养心安神，补肾涩精。用于心悸、健忘、自汗盗汗等的辅助治疗。

酸枣仁粥

原料： 酸枣仁 12g，粳米 100g。**制作：** 将酸枣仁炒熟，放入铝锅内，加水适量，煎熬，取其药液备用。粳米洗净，放入锅内，倒入药液煎煮，待米熟烂时即可。**用法：** 晚饭时服用。**效用：** 养心，安神，敛汗。主治心悸、失眠、多梦等。

三、秋季（养肺）

秋季养生应做到“五防”：即，防秋燥（防止秋燥伤阴）、防胸闷（防止心肺疾病复发）、防抑郁（防止心情抑郁）、防感冒（防止受凉感冒）、防腹泻（防止秋季腹泻）。

秋季饮食：秋天主收，多吃润肺食物，如：银耳、百合、豆腐、蜂蜜、糯米、豆芽等；应少吃辛辣食物，辛辣能散，跟秋收的节令相违背，可以多吃一点酸，如：苹果、橘子、猕猴桃、白萝卜、梨等，酸能收，以收敛肺气，跟这个节令一致。也可适当喝些鸡汤、骨汤等。总之，秋季主收，把春夏生长的东西，转化成人体需要的东西，通过饮食强化人体收的功能很重要，精气得到收敛，人体就健康。

秋季食谱

蔬菜类：冬瓜、百合、菠菜、白萝卜、西兰花、芹菜、香菇。

水果类：梨、苹果、石榴、葡萄、柚子、柠檬、山楂、猕猴桃。

海鲜类：鳝鱼、带鱼、鲫鱼、鲤鱼、青鱼、泥鳅。

肉蛋类：羊肉、牛肉、鸭肉、乌骨鸡、猪腰子、猪肺、鸡蛋。

五　谷：大米、小米、玉米、荞麦、小麦、糯米、燕麦。

饮　品：鱼汤、鸡汤、米粥、雪梨银耳汤、蜂蜜、乌龙茶。

奇方妙用

百合粥

原料：百合30~40g，粳米50g，冰糖10g。**制作：**将粳米洗净，入锅并加水适量，武火烧沸后改文火煮30分钟，放入百合煮熟即可。食时再加入冰糖。**用法：**正常食用。**效用：**补肺益脾。

山药杏仁雪梨粥

原料：山药100g，粳米100g，杏仁10g，雪梨1个。**制作：**将山药、粳米、雪梨（切片）、杏仁同放入砂锅内，加清水适量，炖熟即成。**用法：**正常食用。**效用：**化痰止咳，清热生津，润肺平喘。

四、冬季（养肾）

冬季养生应做到“五调”：即，调微汗（做养生功到出微汗）、调饮食（喝粥调养胃气）、调精神（消除烦闷）、调空气（通风换气）、调睡眠（顺其自然）。

冬季饮食：宜喝粥，多喝热粥，以温补阳，如：腊八粥、麦片粥、萝卜粥、山药粥、核桃粥、大麦粥、玉米粥等；多食牛肉、羊肉、大枣、山药、糯米、韭菜等；多吃些核桃、板栗、松子、花生、葵花子等。总之，冬天要封藏，多吃能帮人体封藏的食物，也可吃些苦味食物，但不能太苦，苦以坚阴，苦以坚之，如果太苦，可能会苦寒败胃；冬天也不能吃太咸，咸能软坚，而且过咸能伤血，秋冬养阴，伤血就是伤阴。

冬季食谱

蔬菜类：大白菜、黄花菜、白萝卜、豆芽、西兰花、笋、芹菜。

水果类：柑橘、苹果、橙子、香蕉、荔枝、山楂、木瓜。

海鲜类：虾、牡蛎、鲤鱼、鲫鱼、带鱼。

肉蛋类：牛肉、羊肉、狗肉、鸡肉、肝脏。

五　谷：黑米、燕麦、玉米、黑豆、赤小豆、大豆、粳米。

饮　品：米粥、燕麦粥、鸡汤、排骨汤、鲤鱼汤、雪梨汤、红茶。

奇方妙用

虫草虾仁汤

原料：冬虫夏草3g，虾仁30g，生姜、食盐少许。**制作：**将冬虫夏草和虾仁略洗，放入砂锅内，加入清水，酌加少量生姜，食盐和调味品，先用武火煮沸，再用文火煎煮30分钟。**用法：**正常食用。**效用：**补肾温阳，填精益髓。

青虾炒韭菜

原料：青虾200g，韭菜500g，花生油、精盐、味精适量。**制作：**将韭菜洗净，切段，青虾剪去头足，挤出虾仁，将花生油倒入锅内，用武火烧熟后，倒入韭菜、虾仁和适量精盐，反复翻炒，待韭菜和虾仁烧熟后，加少量味精即成。**用法：**正常食用。**效用：**补肾益精。

一分钟健身法

——健康养生“10+1”

一分钟健身法，又名健康养生“10+1”，简便、易行、实用，颇受大家欢迎。

1、按揉手指一分钟。两手食指和拇指分别按揉十个手指各一分钟，对头痛、耳鸣等五官疾病有明显的疗效。

2、两手对搓一分钟。两手（劳宫）对搓一分钟，可通经络、强内脏，清新和胃，消除面疮，调和阴阳。

3、按揉耳朵一分钟。双手按揉两耳根、耳廓，有通经散热、保健听力作用，尤其对耳鸣、耳聋、健忘有防治功效。

4、转动眼球一分钟。眼球顺时针和逆时针各转动一分钟，可提神醒目，强化眼肌，防治慢性角膜炎、近视等。

5、按揉鼻子一分钟。双手食指上下按揉鼻子两边（迎香）一分钟，可开肺窍，对感冒、鼻炎等有明显功效。

6、叩齿转舌一分钟。轻叩牙齿一分钟，可使牙根和牙龈活血；转舌一分钟，健脾养胃，延缓衰老。

7、按揉肚脐一分钟。双掌叠压（左手在内），顺时针和逆时针各按揉肚脐一分钟，可通畅胃肠之气，促进消化。

8、提肛收腹一分钟。经常提肛收腹，可增强肛门括约肌的收缩力，促进血液循环，有防治痔疮的功效。

9、伸肢拉筋一分钟。伸屈四肢拉筋一分钟，可使血液迅速回流，给心脑系统供给足够的氧气和血液。

10、拍打脚底一分钟。两手（劳宫）分别拍打足底（涌泉）各一分钟，对心脏、高血压、风湿病等都有良效。

五草保健康（泡脚）

【组方】

透骨草 10~30g，伸筋草 10~30g，豨莶草 10~30g，老鹳草 10~30g，鹿衔草 10~30g，千年健 10~30g，康定冬青（又名山枇杷）10~30g。

【用法】

以上七味药物合一处，用清水浸泡 30 分钟，煎煮 30 分钟，将药汁滤出。如此水煎两次，将汤汁滤出合一处，泡脚 30 分钟(水温高于体温)。

【提示】

脚踝部上下穴位集中，用“五草保健康”(外用)泡脚，有强膝健腰的功效，泡脚之后，再按揉涌泉、复溜、太冲、太溪、三阴交、内庭、丘墟等穴位，能促进下肢血液循环、疏通经络、抵抗病邪，达到养生保健的目的。

《泰山健康长寿秘典》部分练习案例

案例一 社区

根据城市社区群众的要求，山东东沐健康管理咨询有限公司组织了系列中医养生体验活动，并依托社区成立了健康文化馆，健康养生馆，健康动力体验馆、辅导站，健康驿站等居民健康服务网点（店），并以《泰山健康长寿秘典》为范本，向有关社区做了推广。由于这套健身法符合社区群众的要求，而且迎合了他们的活动场地和活动方式，群众的积极性很高。从北京、江苏、山东等省市部分社区的实践来看，这些不同形式的健康为民服务点很受群众欢迎，取得了良好效果，积累了宝贵经验。比如：北京朝阳区双井社区乐成广场和北京西城区玉桃园社区，居民的年龄跨度较大，中老年人较多，他们对科学的健康理念和有效的养生方法非常渴望。他们深有体会地说，这套健身法把精深的中医养生理论提炼出来，编排成简单的动作，通俗易学，贴近百姓，顺其自然，自修自练，很轻松，也很管用。世界中医联合会的专家反映，这套健身法的特点是：借助中医的经络腧穴理论和实践，解决了群众需要的健康“标准化”问题，既能让社区居民在短时间内掌握要领，又很方便自我练习，且效果明显。由此可见，这样符合健康“标准化”的锻炼方法，在社区的推广是十分必要的。

北京双井社区组织群众练习了《泰山健康长寿秘典》，社区群众很快就掌握了该健身法的动作要领，大家一致表示，这次学习的“健身法”，既高大上，又接地气，比单纯的科普读物、媒体推广更来得实际，既能让大家明明白白地知情理，又能让大家简简单单地掌握方法，还能实实在在地得到实惠。

在双井社区成功推广之后，北京西城玉桃园社区也成立了“健康驿站”，继续扎根社区推广和应用。在玉桃园社区的推广还得到了西城区社区文明促进会的支持。可见，这种推广方式和内容既是百姓所需要的，也是落实《“健康中国2030”规划纲要》的有效途径。

案例二　居民

郭先生，现年96岁，陕西西安人，教授。50多岁时患上了便秘、关节痛等多种疾病，有时三四天都不排便，下楼膝盖还疼。他说：“这些都是老毛病，怎么才能延缓衰老？只有动起来。”于是他开始做“一拍三揉”保健操，即拍膻中，揉耳朵，揉神阙、命门，揉膝盖（内外膝眼）。由于郭教授坚持得很好，一练就是40年，到现在郭老身体还非常好。

案例三　居民

李女士，现年86岁，现居山东省潍坊市，早年患有心脏病、高血压，肠胃也不好，由于常年坚持做“三六九健身法”和“一二三健身法”，现在心脏功能正常了，血压不高了，肠胃病也好了。李女士深有体会地说：“虽说年岁已高，我相信只要按这个‘健身法’做下去，活到100岁很轻松。”

案例四　居民

赵先生，现年88岁，现居北京西城区玉桃园社区。前些年因患老年病，睡不着觉，血压高，心脏也不好，身体状况很差。自从学了“三六九健身法”和“一二三健身法”之后，赵老每天都练习，而且坚持得很好，现在感觉好多了，血压也不高了，睡觉也好了，身上也有劲了。赵老表示，这种养生法不打针不吃药，还可以保健康，一定要坚持做下去。

案例五 居民

赵女士，现年87岁，现居山东医学科学院，教授。赵教授退休后随着年龄的增长，患上了冠心病、早期糖尿病、高血压等疾病，因为赵教授从事中医多年，对“三六九健身法”和“一二三健身法”非常认可，并积极地学习和锻炼，而且坚持得很好。结果不到半年时间，原来的疾病症状明显好转，血压不高了，糖尿病也好了，冠心病也好多了。赵教授深有感触地说：“我干了一辈子中医，想不到还有这么简单实用的健身法。”

案例六 居民

王女士，现年85岁，现居山东寿光市。王女士平时血压很高，经常头晕，脚落地总像踩在棉花上，走路走不远，总觉得腿没有劲，当她听说“三六九健身法”和“一二三健身法”是针对中老年人养生保健的，就试着每天“按揉”和

“拍打”两次，几天后，她的身体状况好多了。感觉全身轻松，腿脚轻便了，走路也不累了，头也不晕了，高血压的症状也大有好转。她高兴地说：“这个方法真管用，不用打针吃药，效果还这么好，我们这些老年人太需要了。”

案例七　居民

张先生，现年83岁，现居山东潍坊高新区，教授，全国劳模。张教授由于长期坐诊，工作量太大，曾一度四肢麻木无力，头晕耳鸣，血压也不稳，作为全国名老中医，张教授对“三六九健身法”非常认可，并开始练习，结果不到两月，头不晕了，四肢有力了，血压也稳了。张教授深有感慨的说：“我的健康我做主，自己才是最好的医生，‘三六九健身法’值得推广应用。”

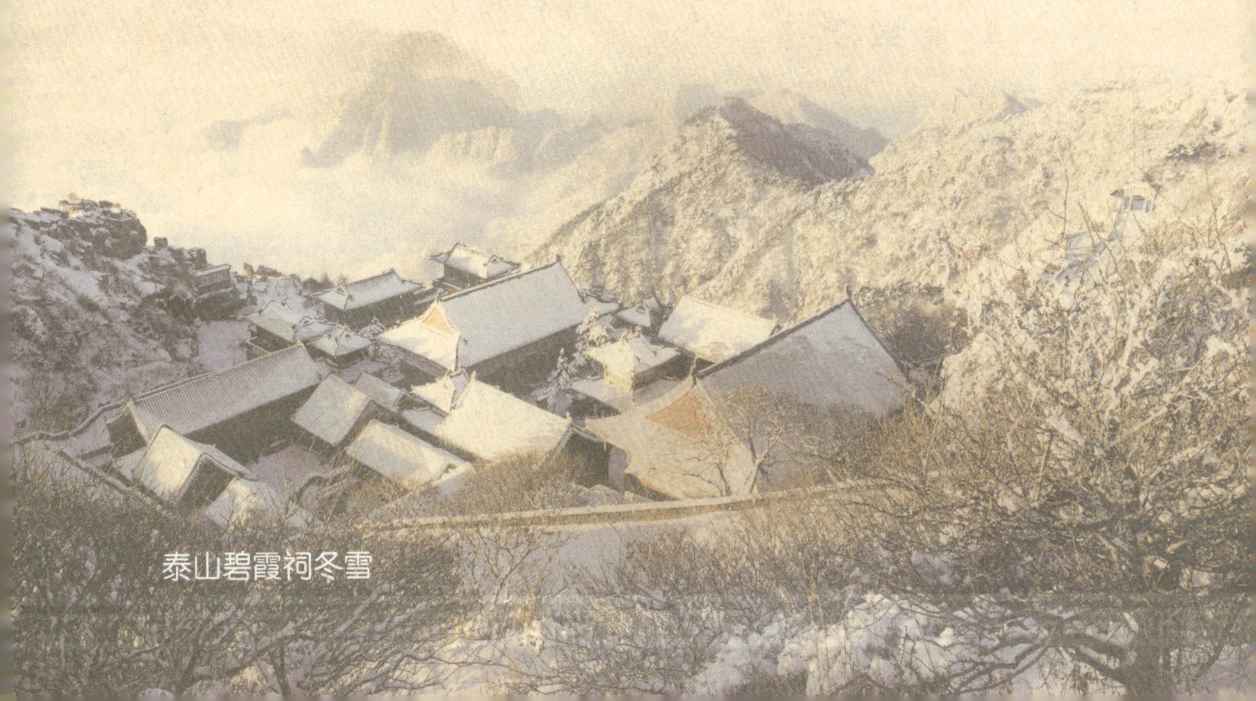

泰山碧霞祠冬雪

“十常”养生法

——源自清·乾隆帝长寿秘籍

1. 齿常叩

每天叩齿 1~2 次（50~100 次），增强牙龈血液循环，健齿固齿、促进唾液分泌。

2. 津常咽

经常吞咽津液（唾液），不仅能杀菌和促进消化，唾液中所含淀粉酶，能将食物中的淀粉在口腔中进行初步分解，中和胃酸，保护胃黏膜。

3. 耳常弹

经常弹击或搓揉耳朵，防治耳鸣、耳聋和脑动脉硬化，有助于疏通全身内脏气血，提高脏器生理功能。

4. 鼻常揉

经常按揉鼻两侧及迎香穴（每天 2~3 次），防治感冒、鼻炎、鼻窦炎等。

5. 睛常运

经常自转眼球，可改善眼周围血液循环，增强视神经及眼肌功能，消除视觉疲劳。

6. 面常搓

两手搓热后搓面部（每天 5~10 次），促进面部血液循环，减少皱纹，调整血压、消除脑疲劳。

7. 足常摩

经常按摩足部，有益于消除内脏损伤与疾病。推摩足心，有温补肾经、舒肝明目、降血压等多种效应，对腰酸腿软、神经衰弱也大有好处。

8. 腹常旋

经常揉腹可加速腹部内脏疾病的康复，对肠胃炎、胃溃疡、便秘、腹泻有良好辅助治疗作用。并有助消化吸收、减肥、降低血脂。

9. 肢常伸

经常屈伸四肢，能灵活关节、疏通经络，促进微循环，改善四肢末梢血液循环不良的状态。

10. 肛常提

经常收缩舒张肛门，促进肛周血液循环，对痔疮、便秘、大便失禁以及前列腺疾患等，有显著防治作用。

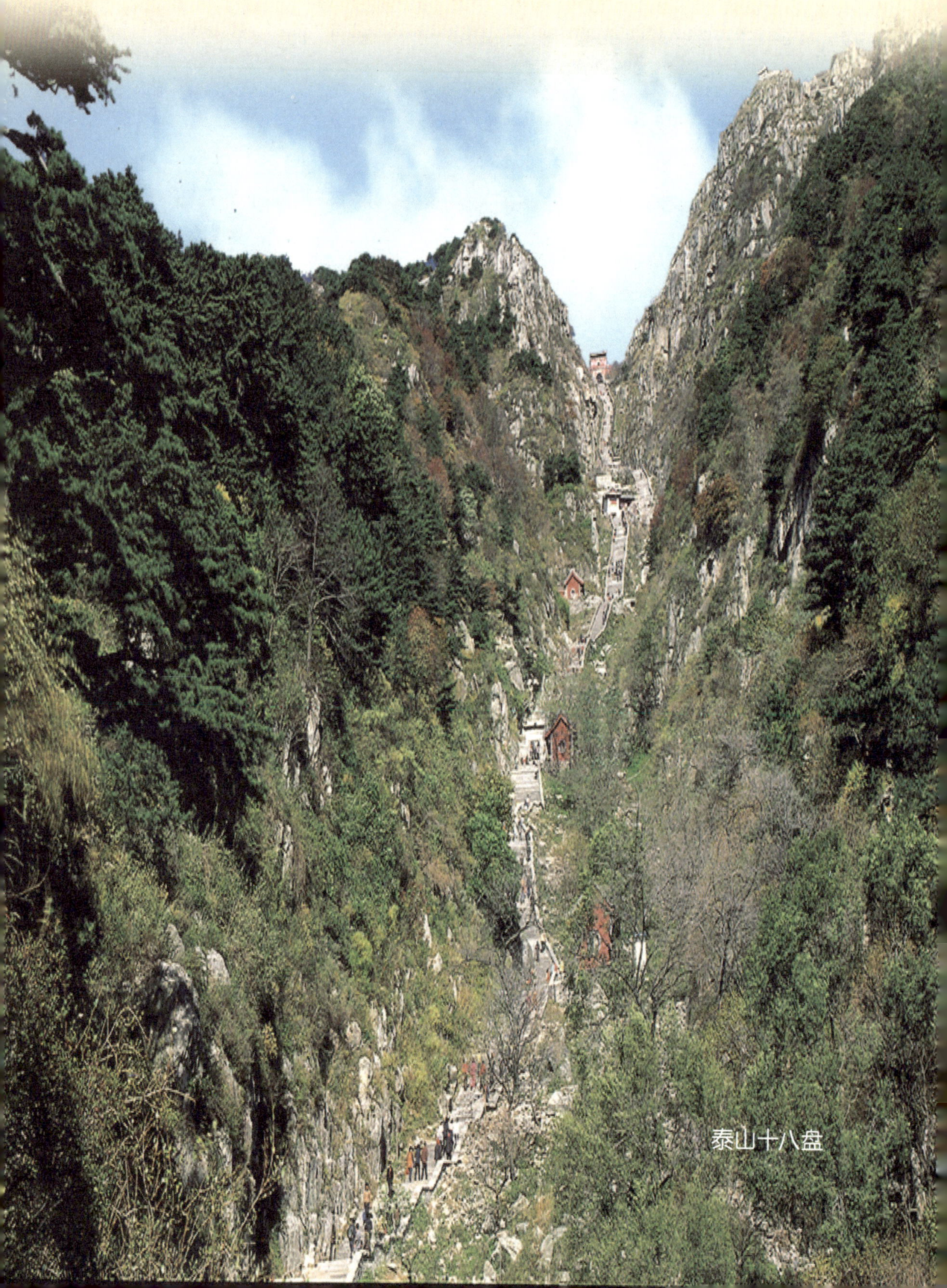

泰山十八盘

编后

跋

后记

编后语

跋

天下养生之法林林总总，养生典籍浩如烟海，养生产品琳琅满目，可谓洋洋大观！然而，众法仅限于医术技术、理疗食疗“术”之层面做养生探索，实未近道也！东沐创编的《泰山健康长寿秘典》（包括“三六九健身法”“一二三健身法”）以中华传统医学的养生之道和“长寿秘诀”为基础，更加注重从精神层面讲养生，将“儒、释、道”三道精神提炼集成养生之法，成大道养生！效果神奇，可谓洋洋大哉！

《泰山健康长寿秘典》三道养生，集中华养生文化之大成。本书主张用道家自然之道以保养人生：提倡无知无欲，去物欲致虚静以养神。顺应自然，清静无为。富贵不以养伤身，贫穷不以利累形。生来不却，其去不止。《泰山健康长寿秘典》主张以佛教智慧保健养生：波若性空，一切因缘而生，因缘而灭，一切物质层面的东西皆为虚幻。无缘大慈，同体大悲。怀出世之心做在世之事。行入世之缘，求心之安宁。《泰山健康长寿秘典》主张践行儒家的“天人合一”之道，德化思想以养生：孔子认为“践仁知天”。天心寂照，仁体流行。仁者与天地合德，日月合明，浑然与万物同体。天地之塞，吾其体；天地之帅，吾其性。他人皆我同胞，万物与我有关。儒者心有沛然塞苍冥之浩然正气，光光辉辉，至大至刚。其仁如天，使其智如神，喜怒哀乐皆致中和。从而到达境界天人合一：存，我顺事；没，我宁也。

疾病乃情欲折磨之外在表现：贪嗔痴恨，喜怒哀乐，患得患失，惊恐娇饰，伤心乏骨，无一不损害免疫，招病减寿！然而精神信仰面前人之情感欲望却变得萎缩无力，羸弱苍白，以致奄奄一息！“儒、释、道”天地精神之力直克疾病，横扫病魔易如卷席！人之精神信仰掌控之时，精神境界陡然直冲云霄，天地之力随之而降。精神之力铺天盖地而来之时，疾病遇之狼狈逃遁消失无踪，人体即时焕然回春也！

祝贺《泰山健康长寿秘典》付梓！

2016年3月3日于北京

（李康英博士，国际学者，新西兰著名东亚史专家）

后 记

从盘古开天至今，人类一直在追求生命品质的升华，一直在探索生命的奥秘和长寿的秘诀，健康长寿一直为人们梦寐以求。随着时代的发展，人类在创造丰富物质文明的同时，也遭遇了现代疾病的侵扰，环境污染、社会压力所造成的亚健康乌云几乎笼罩了每一个人。亚健康使人体健康走向临界状态，如果这种状态不改变，就有可能向疾病方向发展，乃至于病情恶化，危及生命。只有及早预防，加强健康的自我重视，积极寻求健康向上的生活方式，才能远离疾病，健康快乐，摆脱亚健康的困扰，做到防患于未然。

《泰山健康长寿秘典》（包括“三六九健身法”“一二三健身法”）是一套综合的中医健身养生法。该健身法问世以来，受到了广大中老年朋友的喜爱，逐渐成为中老年朋友摆脱亚健康，做好自我保健的养生之道、长寿之道。被人们称为：是把健康“钥匙”握在自己手里、实现“健康DIY（Do it yourself)”“我的健康我做主”的健康之道！

养生是因，健康是果。重视“治未病”，可以预防重大疾病的发生，节省大量医疗费用，提高生命质量，回归健康。

《泰山健康长寿秘典》，从改变人们的观念开始，开启自然，融于健康，强调摆脱药物依赖，崇尚天人合一的自然法则，传递健康的生活理念，倡导健康的生活方式，用科学知识引导消费，用健康观念提升价值。

《泰山健康长寿秘典》，更希望人们自己动手，“最好的医生是自己”，要学会自我养生，唤醒沉睡身体中的无限活力，用科学有效的健康管理理念，用简便、安全、自然、生态的方法解决健康问题。

健康是人类的永恒追求，《泰山健康长寿秘典》中介绍的养生之法在中国乃至世界未来的健康养生领域都有巨大的潜质。让我们一起走进中华几千年的健康之门、神奇之道，走进《泰山健康长寿秘典》，储蓄健康人生，开启幸福之门！

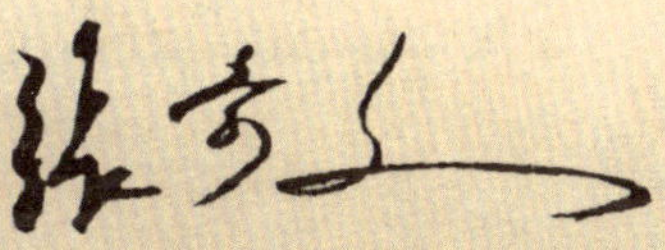

2014年12月12日于济南

（张奇文，时年79岁，全国名老中医，中华中医药学会儿科分会创始人之一）

编后语

什么是幸福？健康是最大的幸福。没有健康，再多的财富也只是一个数字；没有健康，再显赫的地位也只是一时的风景；没有健康，再有钱的人家，也会愁云密布；没有健康，再豁达的人生，也会痛苦万分。总之，如果没有健康，一切都无从谈起。

什么是财富？健康是最大的财富。世上最昂贵的不是金银珠宝，而是病床，它可以花光你一生的积蓄。可怕的是你有钱也不见得能治愈疾病。没有健康，再多的钱也没有意义。人寿保险有位老总 46 岁不幸病逝，据说生前买有巨额保险。对疾病而言，预防大于治疗。人们在健康面前是平等的，无视健康，亿万财富也是浮云。迪拜王子（34 岁）、王均瑶（38 岁）、罗京（48 岁）、乔布斯（56 岁）的英年早逝，就是例证。

健康是责任，也是心态。健康是个人的，也是配偶、父母、子女的，还是社会和国家的。可以有人替你开车，替你赚钱，替你花钱，但没人替你生病！什么东西丢了都可以找回来，但是有一样东西丢了永远找不回来，那就是健康。

健康是选择，也是经营。第一要活得长，第

二要活得好。活得长不长，质量高不高，很大程度上取决于你自己对健康的看法，当然世事没有绝对。很多人往往年纪大了才想起养生，或者进了手术室才后悔不懂养生之道，为时已晚。生命是单行线，逝去之后就回不来，每个人只有认真对待生命，珍爱生命，有健康的体魄，才有美好的未来。所以，从现在开始就要关注养生，关心健康，关爱自己，为尽享幸福天伦而努力！

编　者

2017 年 9 月 9 日于北京

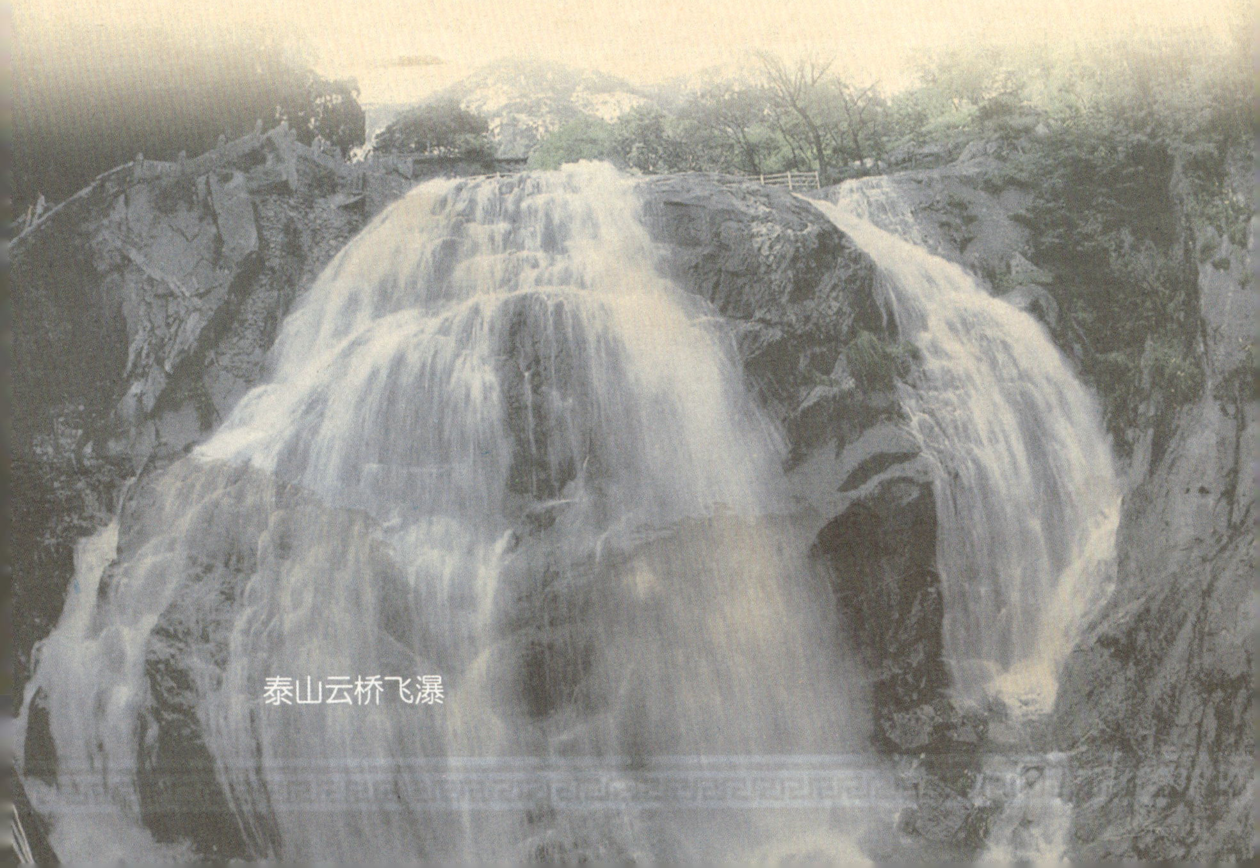

泰山云桥飞瀑

天地有約

生命無價

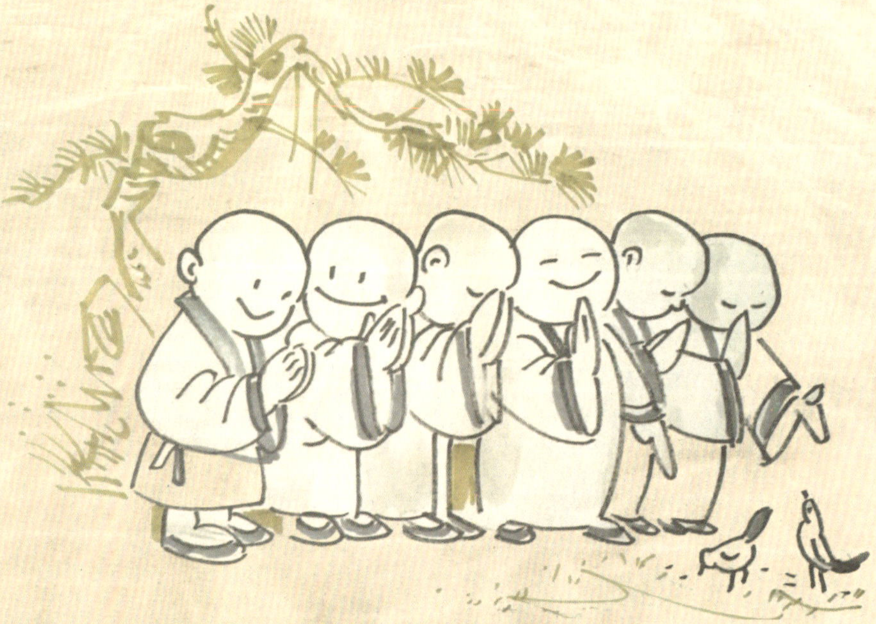